高等学校消防专业系列教材

消防员灾害现场医疗救助

主　编　吴传嵩　赵朝阳
副主编　唐　云　余海洋
参　编　刘宝磊　张志田

U0239427

机械工业出版社

近年来，自然灾害和人为灾害对社会的影响巨大，尤其是地震、泥石流、海啸、大型车祸、爆炸事故等。灾害现场都有消防员的身影，消防员成功处置灾害现场的同时，应对消防员的个人防护及自救与他救重视起来，最大限度为被救者赢取时间和避免二次伤害。消防员应该掌握相应的灾害救援医学基础知识，消防员和其他急救人员应配合默契，避免重复施救，为后续转运入院治疗及康复赢得宝贵的时间。

本书主要教学对象是消防院校学员，他们毕业后将成为一线消防员或消防指挥员。编者编写本书认真贯彻了学校"教为战，练为战"的办学思想，紧贴当前消防工作和消防人才培养的新需要，立足教学实际，重视学科专业体系化建设，注重实践课程开发。本书内容包括灾害现场检伤分类，灾害现场急救技术，心肺复苏，灾害现场处置要点及受伤人员处置方法等。本书针对实践教学，理论结构合理，实践内容易懂，操作方便好学，适合消防专业院校教学使用，同时也为基层广大消防员了解掌握消防医疗急救常识提供参考。

图书在版编目（CIP）数据

消防员灾害现场医疗救助/吴传嵩，赵朝阳主编．—北京：机械工业出版社，2018.8（2024.12 重印）

高等学校消防专业系列教材

ISBN 978-7-111-60761-8

Ⅰ．①消… Ⅱ．①吴… ②赵… Ⅲ．①消防—灾害—急救—高等学校—教材 Ⅳ．①R459.7

中国版本图书馆 CIP 数据核字（2018）第 190972 号

机械工业出版社（北京市百万庄大街22 号 邮政编码 100037）

策划编辑：常金锋　　　　　　　责任编辑：常金锋
责任校对：李亚娟　王明欣　　　封面设计：路恩中
责任印制：刘 媛

北京中科印刷有限公司印刷

2024 年 12 月第 1 版第 8 次印刷

184mm×260mm · 9.75 印张 · 224 千字

标准书号：ISBN 978-7-111-60761-8

定价：35.00 元

电话服务　　　　　　　　　　网络服务

客服电话：010-88361066　　　机 工 官 网：www.cmpbook.com
　　　　　010-88379833　　　机 工 官 博：weibo.com/cmp1952
　　　　　010-68326294　　　金 书 网：www.golden-book.com
封底无防伪标均为盗版　　机工教育服务网：www.cmpedu.com

前　言

　　教材建设是院校建设的一项基础性、长期性工作。配套、适用、体系化的专业教材不但能满足教学发展的需要，还对深化教学改革、提高人才培养质量起着极其重要的作用。

　　本书的编写工作，认真贯彻"教为战，练为战"的办学思想，紧贴当前消防工作和消防人才培养的新需要，立足教学实际，注重学科专业体系化建设，贴近基层消防工作。本书结构安排和编写体例紧紧围绕基础理论知识学习和消防工作实际运用，着重提高学生的消防医疗急救常识，提高学生的救灾能力，加强应急力量建设，落实二十大精神。本书适用于消防指挥专业人才培养的教学需要，也可用作基层消防员和企事业单位专职消防人员的培训教材以及广大消防官兵自学教材。

　　本书由吴传嵩、赵朝阳担任主编，唐云、余海洋担任副主编。吴传嵩、赵朝阳负责全书体系设计、内容界定，余海洋、刘宝磊、张志田负责全书统稿。具体的编写分工如下：吴传嵩编写第一章，第五章第一～三节；唐云编写第三章第四、五节；余海洋编写第三章第一～三节；张志田编写第二章，第五章第六～八节；刘宝磊编写第四章、第五章第五节；赵朝阳编写第五章第四节、附录。

　　由于编者学识水平和实践经验有限，本书难免存在疏漏和不妥之处，敬请读者和同行批评指正。

编　者

目　　录

前　言

第一章　绪论 1

第一节　灾害的概念、分类及特点 1

第二节　消防员灾害现场医疗救助基本原则 2

第三节　消防员灾害现场的自我防护 7

第四节　我国灾害发生的概况 10

第二章　灾害现场检伤分类和伤情评估 15

第一节　搜索与营救 15

第二节　检伤分类 16

第三节　伤情评估 21

第四节　检伤分类的训练 24

第三章　急救基本技术 27

第一节　止血 27

第二节　包扎 33

第三节　固定 42

第四节　搬运 51

第五节　通气 62

第四章　心肺复苏与心脏除颤 68

第一节　心肺复苏 68

第二节　胸外心脏按压 70

第三节　呼吸复苏 71

第四节　心肺复苏的实施与停止 74

第五节　早期心脏除颤 76

第六节　心肺复苏训练 80

第五章　灾害现场医疗救助 86

第一节　火灾 86

第二节　道路交通事故 91

第三节　地震 99

第四节　水系灾害 106

第五节　泥石流 112

第六节　化学危险品事故 116

第七节　石油石化火灾 123

第八节　台风 128

附录　消防员职业健康标准 130

参考文献 151

第一章 绪 论

第一节 灾害的概念、分类及特点

一、灾害的概念

灾害是指所有能造成人类生命财产损失、生态环境破坏和导致社会经济出现不稳定或危机的自然和人为现象的总称。我国消防员常见灾害有火灾、交通事故、化学品泄漏、地震、龙卷风、海啸、洪水、暴风雪、泥石流、山体滑坡等。

二、灾害的分类

灾害的发生原因是多种多样的，有时候一种灾害可以由几种灾因引起，或者一种灾因会同时引起几种不同的灾害。根据各种灾害原因在地球系统中所分担角色的不同、起作用的重要程度不同及其表现形式不同，将灾害原因归结为自然原因、人为原因两大类，因此，可以把灾害事件划分为自然灾害型、人为灾害型两大类型。

不同类型事件的性质决定了其不同的外在表现。表 1-1 中罗列了各类灾害事件的主要特征及常见事例。

表 1-1　各类灾害事件的特征及事例

事件类型	特征描述	具体事例
自然灾害	自然因素导致的突发事件	地震、龙卷风、海啸、洪水、暴风雪、酷热、寒冷、干旱和虫害等
人为灾害	人为原因造成的紧急事件（包含因人类活动或人类发展所致的计划之外的事件或事故）	化学品泄漏、核放射泄露、设备故障、交通事故、城市火灾等
公共卫生事件	病原微生物所致大规模疾病流行事件	非典疫情、人感染禽流感、鼠疫、食物中毒等
社会安全事件	人为主观因素产生的危及社会安全的突发事件	群体性上访事件、暴乱、游行等引起社会的动荡、恐怖活动、战争等

三、灾害的特点

灾害事件常常是非预期的，其突然发生的特性决定了其事态发展的不确定性，要求决策者采取果断的应急处置措施予以应对。灾害主要具有以下特点：

（一）突发性和紧急性

灾害事件的发生突如其来或只有短时预兆，必须立即采取紧急措施加以处置和控制，否则会造成更大的危害和损失，如化学品泄漏、爆炸事故等。

（二）不确定性

灾害事件发生的时间、形态和后果往往缺乏规律，无法用常规思维方式进行判断、预测。人们对许多灾害和风险难以准确预见其在什么时候、在什么地方、以什么样的形式发生，如地震、台风、旱灾、水灾、疫情等。

（三）复杂性

灾害事件往往是各种矛盾激化的结果，总是呈现一果多因、相互关联、牵一发而动全身的复杂多变状态，若处置不当可加大损失，扩大范围，甚至转为政治事件。灾害事件防治的组织体系也较复杂，包括中央、省市及相关职能部门、社区三个层次。

（四）危害性

不论什么性质和规模的突发事件，都必然不同程度地给社会造成破坏、混乱和恐慌，而且由于决策时间及信息有限，容易导致决策失误，造成不可估量的损失和社会危害。

（五）持续性

灾害事件一旦爆发，总会持续一个过程，表现为潜伏期、爆发期、高潮期、缓解期、消退期。持续性表现为蔓延性和传导性，一个灾害事件常导致另一个灾害事件的发生，必须通过共同努力最大限度降低灾害事件发生的频率和次数，减轻其危害程度及其对人类造成的负面影响。

（六）机遇性

灾害事件存在机遇或机会，但不会凭空而来，需要付出代价，机遇的出现有客观原因，偶然性之后有必然性和规律性。只有充分发挥人的主观能动性，通过人自身的努力或变革，才能捕捉住机遇。

第二节　消防员灾害现场医疗救助基本原则

心脏骤停、突发创伤、气体中毒、急性病症等急危重病人的医疗救助必须从现场开始，现场的正确救治、早期救治及快速后送，对提高伤病员的救治成功率、降低伤残率极为有利。现场初步医疗救护中要掌握现场解救、止血、包扎、固定、搬运、通气及心肺复苏等技能；要掌握各种创伤、常见急性病症、意外伤害及灾害事故等情形下的现场救治技能；还要掌握现场初步医疗救护工作中的组织协调及群众性急救知识普及训练技能。本节就现场初步医疗救助的基本原则进行简要介绍。

一、注重现场救护

人们曾经将抢救急危症、意外伤害伤病员的希望完全寄托于医院和医生身上，缺乏对现场救护伤病员的重要性和可行性的认识。这种传统的观念，往往使处在生死之际的伤病员丧失了几分钟、十几分钟的最宝贵的"救命黄金时刻"。

人们交往日益频繁，活动空间扩大，寿命在增长，在社区中，各种疾病尤其是心脑血管疾病等的发生率扶摇直上，并往往以急危重症形式表现出来并危及生命，人们在出差、旅游途中，发生包括交通创伤事故在内的意外伤害明显增加。各种"天灾人祸"如地震、水灾、火灾等也在接踵不断地发生。所以，我们面临的不仅仅是日常生活中的急危重症，还有各种意外伤害、突发事件中群体性伤病员。面对现代社会的各种急危重症以及灾害事故造成的群体性伤病员，表现在传统的救护概念及其派生出的急救服务运作方式，已显得苍白无力，难以完成使命。

传统的救护，就是遇到急危重症伤病员往往只做些简单的照顾护理，对外伤做一些止血、包扎等处理，然后尽快地寻找交通工具将病人送到医院急诊室，由急诊医生给予诊断、处理。但是，面对生命奄奄一息的伤病员及心跳骤停者，传统的救护常常是一筹莫展，导致丧失挽救生命的良机。

现场救护，就是指在事发现场对病人实施及时、先进、有效的初步救护，现场救护是立足于现场的抢救。在远离医院的环境下，"第一目击者"或医疗救护员对伤病员实施有效的初步紧急救护措施，以挽救生命或减轻伤残和痛苦。然后再施行医疗救护或运用现代救援服务体系，将伤病员迅速送到就近医疗机构，继续进行救治。

现场救护的有效性，除了要树立现代救护观念外，还要依赖于急诊医疗体系的完善。要有通信灵敏、反应迅速的专业急救机构，以便24小时全天候地接受呼救电话等各种信息。同时，还要迅速派出救护力量，如救护车和救护人员，在最快的反应时间内到达现场进行处理。

二、全面现场评估

一般情况下，急危重症伤病员发生在医院外的各种环境中，有些意外伤害、突发事件，甚至发生在动荡不安全的现场。因此，医疗救护员首先要评估现场情况，注意安全，判断伤病员所处的状态，分清病情的轻重缓急。

在紧急情况下，通过实地感受、眼睛观察、耳朵听声及鼻子闻味等对异常情况做出判断，遵循救援行动的程序，并利用现场的人力、物力实施救护。首先应注意可能对救护员本人、伤病员或旁观者造成的伤害及进入现场的安全性，其次应判断各种疾病或损伤的原因，最后确定受伤人数，在数秒钟内完成评估，寻求医疗帮助。

（一）评估情况

评估时必须迅速控制现场受灾人员情绪，尽快了解情况。检查现场安全、分析事故原因、统计受伤人数，以及分析自身、伤病员及旁观者是否身处险境，伤病员是否仍有生命危险存在，然后判断现场可以利用的资源及需要何种支援，可能采取的救护行动。

（二）保障安全

在进行现场救护时，造成意外的原因可能会对参与救护人员产生危险，所以应首先确保自身安全。如对触电者现场救护，必须切断电源，然后才能采取救护措施以保障安全。在救护中，不要试图兼顾太多工作，以免使伤病员及自身陷入困境。要清楚自己能力的极限，在不能清除存在危险的情况下，应尽量确保伤病员与自身的距离，保证救护安全。

（三）个人防护

现场救护时，需采用个人防护用品，阻止病原体进入身体。在可能的情况下，用呼吸面罩、呼吸膜等实施人工呼吸，还应戴上医用手套、眼罩、口罩等个人防护品。在一般情况下，人的皮肤是一道天然屏障，保护机体不受病毒活细菌入侵。在急救过程中，医疗救护员可能要接触到伤者的体液或血液，如果医疗救护员的皮肤有伤口，乙型肝炎或艾滋病病毒便可能由皮肤的伤口进入体内，因此在急救中，应严格遵循消毒、隔离的基本原则。

三、正确判断病情

在现场巡视后对病人进行的最初评估，要本着先救命后治伤的基本原则。发现伤病员，尤其是处在情况复杂的现场，救护人员需首先确认并立即处理威胁生命的情况，检查伤病员的意识、气道、呼吸、循环体征等。

（一）意识

先判断伤病员神志是否清醒，呼唤、轻拍、推动伤病员，伤病员会睁眼或有肢体运动等其他反应，表明伤病员有意识。如伤病员对上述刺激无反应，则表明意识丧失，正陷入危重状态。伤病员突然倒地，然后呼之不应，情况多为严重。

（二）气道

保持气道通畅是呼吸必要的条件。如伤病员有反应但不能说话、不能咳嗽，要检查鼻腔和口腔是否有异物，可能存在气道梗阻，必须立即检查和清除。

（三）呼吸

评估呼吸活动。正常成人安静状态下每分钟呼吸 16～20 次，危重伤病员呼吸变快、变浅乃至不规则，呈叹息样。在畅通气道后，对无反应的伤病员进行呼吸检查，如伤病员呼吸停止，应保持气道通畅，立即施行人工呼吸。

（四）循环体征

在检查伤病员意识、气道、呼吸之后，应对伤病员的循环状态进行检查。可以通过检查循环体征如呼吸、咳嗽、运动、皮肤颜色、脉搏等情况来进行判断。正常人心跳每分钟 60～100 次，儿童每分钟 110～130 次。呼吸停止，心跳随之停止；或者心跳停止，呼吸也随之停止；心跳、呼吸几乎同时停止也是常见的。可通过触摸颈动脉或手腕处桡动脉来观察心跳，严重的心脏急症如心肌梗死、心律失常，以及严重的创伤、大失血等危及生命时，心跳或加快，超过每分钟 100 次；或减慢，每分钟少于 60 次；或不规则，忽快忽慢、忽强忽弱，均为心脏呼救的信号，都应引起重视。然后，迅速对伤病员皮肤的温度、颜色进行检查，了解皮肤循环和氧代谢情况，如伤病员面色苍白或青紫，口唇、指甲发绀，皮肤发冷等。

（五）瞳孔反应

当伤病员脑部受伤、脑溢血、严重药物中毒时，瞳孔可能缩小为针尖大小，也可能扩大到边缘，对光不起反应或者反应迟钝。有时因为出现脑水肿或脑疝，双侧瞳孔不对称，一大一小，瞳孔的变化揭示了脑部病变的严重性。

（六）全身检查

当完成伤病员现场初步评估后，再对伤病员的头部、颈部、胸部、腰部、盆腔和脊柱、四肢进行检查，看有无开放性损伤、骨折畸形、触痛、肿胀等体征，有助于对伤病员的病情判断。还要注意伤病员的总体情况，如表情淡漠不语、冷汗、呼吸急促、肢体不能活动等变化为病情危重的表现。对外伤病员还应观察神志不清程度，呼吸次数和强弱，脉搏次数和强弱，注意检查有无活动性出血，如有出血应立即止血；严重的胸部、腹部损伤，容易引起休克昏迷，甚至死亡。

四、规范救护步骤

在经过现场评估、伤病员危重病情判断及发出各种紧急呼救后，专业人员到达现场总需要若干分钟、十多分钟，甚至更长时间，现场初步救护步骤一定要规范地紧急展开。有效的、及时的紧急救护措施，可使一些生命得以挽救，伤病情得以缓解，伤病员痛苦得以减轻，伤残得以减轻，神志清楚伤病员的心理得以抚慰，为伤病员日后身心全面康复打下良好基础。

（一）伤病员分检

现场伤病员分检为：重伤病员、中度伤病员、轻伤病员及已死亡的伤病者。分检后，将伤病员送到有明显标志的划区内，分别为红色、黄色、绿色、黑色区域。

（二）及时抢救危重伤病员

灾害事故中医疗救护的首要任务是抢救伤病员生命，在经过判断发现危重伤病员后，要立即在现场采取紧急救治措施，切勿盲目将遇难者进行运送，否则将可能造成严重后果。

（三）防止或减轻后遗症

医疗救护的重要工作目标之一就是防止或减轻伤病员后遗症的发生，把灾害事故带给伤病员的损失减到最小，尽量避免二次伤害发生。

（四）及时运送疏散伤员

经过现场救护处置后，将伤员安全运到指定医院，伤员量大时还需要进行异地疏散，以缓解当地医疗单位的压力，使其保持一定的应急应变能力。当严重伤员必须经过手术等决定性治疗才能挽救生命时，不应过于强调安全运送而在没有决定性治疗条件的现场延误挽救时机。

五、分级救治

中国国际救援队根据地震灾害的特点，提出"三级救治"的观点，即在发生成批伤员和救治环境不稳定时，把救援力量按技术的高低和急救措施的复杂程度，从空间上分成三个级别：一级救治（现场救治）、二级救治（前方医院）、三级救治（后方医院）。

（一）一级救治

一级救治即现场救治，是指第一时间赶到灾区现场，在围绕营救幸存者展开的现场救治，或一旁展开移动医院进行的救治，实施搜索、营救、医疗"三位一体"救治。

一级救治强调灾害现场的"快"抢救，包括止血、包扎、固定、通气、心肺复苏、防止窒息、简单抗休克、口服止痛药和抗感染药物等急救措施。若灾区道路通畅，可以通过陆路把移动医院的人员和装备直接送至现场，之后迅速搭建移动医院展开救治；若道路毁坏，可先在道路损坏现场修建临时停机坪，再通过空运第一时间把移动医院的人员和装备送至现场，之后迅速搭建移动医院。同时建立检伤分类和留观后送组，通过公路、铁路、水路或空运有序后送做进一步治疗。

医护队员和搜救队员的联合救援以及在附近安全地带展开移动野战医院，相当于把医院的手术室和危重病抢救单元前移到现场，第一时间给予幸存者最好最及时的治疗，极大地降低死亡率和伤残率。汶川地震中该环节是最为薄弱的，这也是我国灾害救援中最为薄弱的环节，主要原因是缺乏专业的队伍、装备和训练。在未来一段时间内，我国救援队将逐步配备现代救援必需的现代化高科技装备和技术，使医疗队携带的医疗设备体积小、重量轻、抗摔打、性能先进，能在现场随时展开急救，提高救援效率，除此之外，还可通过海事卫星电话等通信设备，对危重和疑难伤病员随时随地进行远程会诊，和后方专家互动，救治伤员，提高现场救治率。

（二）二级救治

二级救治是在前方医院展开的救治，指在距离灾害现场较近，通过公路交通1小时可以到达的当地医院进行的救治，如四川汶川地震中在距离废墟现场最近的德阳市、绵阳市等地区的医疗机构展开救治。

医院在自救互救之后迅速展开了收治大批伤员的工作，同时建立检伤分类和留观后送中心。通过公路、铁路、水路或空运有序后送至上级医院治疗。前方医院实行的紧急治疗，包括开颅减压、气管切开、开放性气胸缝合、胸腔闭式引流、腹部探查、手术止血、抗休克、挤压伤筋膜切开、减压、清创、四肢骨折复位及抗感染等，留观治疗伤员包括传染病病人、轻伤员和暂时不宜转送的危重伤员。

（三）三级救治

三级救治即在后方医院进行的救治，是指距离灾害现场相对较远，设置在安全地带的地方和军队医院，承担灾区医疗机构转送来的伤病员，进行确定性治疗，直至痊愈出院。如距离四川汶川地震相对较远的省内或省外大型综合医院，如成都华西医院、成都军区总医院、重庆第三军医大学附属医院等大型三甲医院。在综合医院成立救治基地，集中伤员、集中专家、集中物资、集中救治，可以极大地缓解灾区伤员救治的压力。

第三节　消防员灾害现场的自我防护

　　随着经济社会的快速发展，消防救援队伍灭火和应急救援的任务日益繁重，现场处置的难度和面临的风险不断增大，消防官兵在抢救人民生命财产安全过程中涌现出一大批可歌可泣的灭火救援英雄尖兵，公安消防官兵英勇顽强、不畏艰险，以实际行动践行了"对党忠诚、服务人民、执法公正、纪律严明"的总要求，但也付出了鲜血和生命的代价。消防官兵如何在做好安全施救的同时，采取有力措施，进一步加强和改进灭火及抢险救援工作，做到科学施救、安全高效，防止官兵伤亡事故的再次发生，这是当前需要认真分析和解决的问题。

一、消防员灾害现场存在安全风险的主要原因

（一）安全防护意识淡薄

　　消防指战员在灭火救援行动中，存在自我安全防护意识不足的情况。在一线灭火及救援现场，消防官兵往往缺乏对现场危险的预见性和统揽全局的掌控能力。救援人员到达现场后急于施救，对现场不利于救援的环节、因素缺乏安全评估和对危险因素未进行合理分析研究，盲目施救，导致不必要的非战斗减员。个别营救人员对个人防护装备的使用没有养成良好的习惯，在营救现场随意取下安全头盔的现象屡见不鲜。有的基层指挥员带领营救官兵在救援行车途中救人心切，造成车毁人亡。甚至到达现场后，在灭火施救过程中，只强调"进攻"而缺乏如何加强自我防护。这些安全防护措施不到位的情况都会不同程度地影响现场参战消防指战员的安全。

（二）现场情况复杂

　　救援现场情况复杂，致灾因素多。爆炸、浓烟、毒气等是救援现场常见的现象。特别是化学危险品爆炸和泄漏事故是造成人员伤亡的致命因素。众所周知，当压力容器内压力骤然增高导致爆炸时，爆炸发生之前，如果救援人员不能撤离现场，就会造成严重的伤亡。高温浓烟对救援人员也会造成致命危害。随着建筑业内部装修的不断发展，一旦发生火灾，这些材料在燃烧过程中，产生大量的有毒气体和烟气。高层建筑内发生火灾，火势蔓延迅速，有的消防指战员在防护装备不足的情况下，进入充满高温浓烟的场所施救，容易引起人员烫伤、中毒、甚至窒息。

（三）现场警戒组织不到位

　　有些消防指挥员在组织救援过程中不设置现场安全观察员，警戒线设置不合理、警戒标示不清晰，导致不必要的人员伤害事故发生。在救援现场，指挥员必须正确估算防护距离，提高现场警示，正确运用战术措施，避免存在侥幸心理，克服主观上的麻痹大意，不给现场应急救援埋下隐患的种子。

二、消防队员在灭火救援中的自我防护措施

（一）强化专业知识学习，提高灭火救援能力

　　对于火灾现场的指挥，灭火战术理论、消防准备以及现代火灾的扑救是初级以及中级指

挥员需要重点进行学习研究的。不仅要对各种灭火专业理论以及各种灭火技术进行掌握，还要对所有灭火设备的性能、操作方法以及工作原理进行系统地把握了解，尤其是对消防员的安全防护装备要进行定期的保养和维护。除此之外，对于火灾现场中出现爆炸、倒塌以及泄漏的易燃气体等特殊危险状况进行学习处理，这样才能够提高指挥员在火灾现场的临时应变能力。而对于消防员来说，更要掌握灭火的专业知识，牢固把握灭火救援行动的原则以及一般性的火灾扑救办法，尤其是要重视消防员的自身安全防护装备的使用以及保养。消防人员只有提高自身素质，掌握专业知识，才能够在灭火工作中避免潜在的危险，减少人员伤亡，顺利地完成灭火救灾任务。

（二）加强实战化训练，提高综合素质和应变能力

首先，训练要从实战需要出发，灭火救援需要什么，就训练什么。要更新观念，树立科学的训练观，把操场训练和现场演练有机结合，突出基地训练；把单兵训练和战斗班（小组）训练有机结合，突出组合训练；把技能训练和实战化训练有机结合，要突出实战化训练。总之，不管什么训练都要贴近实战。其次，训练要从装备出发，有什么装备，就训练什么操法。因为，战斗力的生成取决于是否实现了人和武器装备的最佳结合。近年来新装备、新器材、新技术广泛应用于消防救援队伍，这对提高灭火救援作战能力无疑是至关重要的。对于新配备的装备、器材、技术，要认真研究，积极消化，编成操法，组织训练，使作战人员熟练掌握其性能，会操作使用，让新装备、新器材尽快形成战斗力。再次，训练要有创新，采取多种形式，利用各种场地进行。要根据参训人员的不同情况，开展不同内容、不同科目的单兵或组合训练。通过训练提高官兵综合素质和复杂情况下的应变能力，圆满地完成灭火救援任务。

（三）加强消防员防护装备建设，增强抵御危险情况的能力

在灭火救援中，消防员的安全防护装备是最必不可少的消防用具，它能够有效地保护消防员的人身安全，减少危险状况对消防员造成的伤害，对于提高部门灭火救援能力起到重要的作用。现代火灾的发生，大多是复杂性火灾，其中夹杂着其他危险因素，而消防装备就是面对危险时最有力的防护武器。因此，对于消防安全防护装备来说，首先必须要进行资金的投入，这样才能够配备火灾救援必备的防火隔热服、消防手套以及空气呼吸器等一系列的防护装备。其次是要求消防人员对防护装备能够熟练地使用，无论在什么情况下，熟练掌握防护设备的使用都对消防人员的人身安全起着重要的作用。最后，要定期对防护装备进行保养和维修，特别是在使用之后，要检查有无损坏，使其处于完好的状态。

（四）加强灭火救援安全知识教育，增强安全意识

在对灭火救援中消防人员的伤亡情况进行调查之后发现，造成伤亡主要由于以下原因：一是许多事故的发生是由于消防人员没有足够的安全意识，在没有消除重大安全隐患的情况下，盲目进行处置，造成消防人员的伤亡；二是在易燃易爆的火灾现场进行灭火工作时，莽撞进入火灾现场而没有进行检测；三是对火灾现场的建筑物结构了解不够，没有选择正确的水枪阵地，从而造成了建筑物的倒塌；四是消防人员在缺乏防护装备的情况下，在有浓烟以及缺氧的环境下进行灭火救援工作。综上所述，增强消防员的自我保护意识，加强对消防员进行灭火救援安全知识教育是重要且十分必要的工作。而安全知识教育工作包括以下五方面

内容：一是面对易燃易爆气体、有毒气体、可燃泄漏气体等火灾现场状况应采取什么处置措施，以及需要注意的安全事项；二是注意观察建筑物是否有将要倒塌的迹象，在现场有毒气体扩散之后进行灭火的时候需要注意什么；三是火灾现场若是带电的情况下如何进行救援行动，并且需要注意什么；四是进入危险环境前的个人安全防护要求及注意事项；五是灭火救援中现场警戒、交通管制的安全要求，乘车及往返途中的安全要求。

（五）遇有复杂情况切莫惊慌，要沉着冷静科学处置

火灾现场的情况变化莫测，随时都会有危险出现，这个时候就需要现场指挥人员具有良好的心理素质以及过硬的专业知识，以及丰富的临场指挥经验。尤其是在遇到易燃易爆气体、群死群伤、石油化工以及高层建筑的火灾发生时，这些火灾情况复杂，现场危险，需要指挥人员进行冷静的处理以及分析。对于火灾救援的关键问题做出正确判断，并制定科学合理的处置方案。只有这样才能够有效地避免指挥上的失误，减少意外危险事故的发生。

（六）重视火情侦察，做到心中有数，避免盲目作战

若要保证灭火救援工作的顺利展开，就要先对火灾现场的情况进行侦查了解，做到知己知彼方能百战百胜。如果对火灾情况没有判断，没有相对的战略决策，组织指挥没有程序可言，这样必然要使得灭火工作陷入盲目混乱中去。因此，必须要做到对火灾情况的真实了解以及把握，将火灾情况的最新动态了如指掌。可以从以下四方面进行加强：一是在进行火灾情况侦察的时候，要对侦察人员进行精挑细选，由消防干部带领着进行火灾情况的侦察。在这个时候，要掌握火灾现场的火势蔓延情况以及水枪阵地的位置、火场的实际情况，这样才能够为灭火救援行动提供准确的依据。二是为了获取真实的火灾情况，就要综合各种手段去进行了解，除了对火灾内外部情况进行侦察之外，还要使用建筑物内部的监控系统进行观察，这样才能够获得更加有用的资料以及信息。三是在面对大规模的火灾现场的时候，为了保证对全局的把握，需要多个火灾侦察小组进行信息的搜集，从各个方面来把握火灾的实际情况。四是要在火灾救援的全过程都要进行灭火救援任务的侦察活动，绝不能因为救援工作已经顺利完成，而忽略了对火灾现场的关注。

（七）加强心理素质训练

心理素质是消防员综合素质的表现之一。因此，相关单位必须关注每一名消防员的心理素质，积极开展现场模拟训练，增强其心理素质和意志力，从而使其更好地适应各种复杂的火灾环境，高效地完成救援任务。

火灾的发生会给人民群众的生命财产安全带来毁灭性的打击，而强大的消防处置能力能够从很大程度上减轻火灾给人们带来的不良影响。而消防队员的人身安全也成为消防工作极其重要的一方面，消防队员在面对火灾的时候，其人身安全也在受到威胁，提高消防队员的自我保护意识，减少消防队员在火灾中的伤亡，成为当前消防工作中的重中之重。减少消防队员伤亡，不仅需要消防部门采取一系列的措施来加强对消防队员的安全管理，还需要消防人员自我保护意识的提高，只有这样才能够减少火灾带来的伤害，同时保证自身安全。因此，各级指战员在灭火救援作战中，既要发扬不怕流血牺牲，不怕艰难困苦，英勇顽强，勇于为

国家和人民利益牺牲的大无畏革命英雄主义精神，也要增强自己和消防员的自我保护意识，采取正确的保护措施，避免不必要的战斗伤亡，坚决完成战斗任务。

第四节　我国灾害发生的概况

从古至今，人类社会在不断发展的同时，也常遭受到各种自然灾害和人为灾害带来的痛苦。我国发生的灾害种类多、强度大、频率高、分布范围广、地域差异大，造成的灾情也十分严重。近 40 年来，我国每年由于地震、洪涝、气象、地质、农业、林业等方面重大灾害所造成的直接经济损失，约占国民经济总产值的 3%，每年因灾害所引起的死亡人数达数十万人。同时，由于我国的经济快速发展，人口增长和人类活动对环境的污染，如大气污染、温室效应、水体污染、固体废物排放、化学与辐射，这些污染对人类健康将产生重大影响。此外，城市化、工业化、现代化、国际化的进程进一步加快，人类不合理地过量开发和利用自然，使人类赖以生存的环境日益恶化，致使自然灾害和人为灾害也越发严重。

一、我国自然灾害的形成

自然灾害种类繁多，如地震、台风、暴雨、洪水、高温、雷电、大雾、泥石流、山体滑坡、海啸、龙卷风、冰雹、暴风雪、地面塌陷、沙尘暴等，每年都在全国大部或局部地区发生，常造成大范围的损害或局部地区的毁损。自然灾害的频发性和严重性是由特有的自然地理位置和环境所决定的。我国大陆东临太平洋，面临世界上最大的台风源，西部为世界屋脊的青藏高原，陆海大气系统相互影响，天气形式异常多变，各种气象与海洋灾害时有发生。我国地势西高东低，降雨时空分布不均，容易形成大范围的洪、涝、旱灾害。我国位于环太平洋与欧亚两大地震带之间，地壳运动剧烈，属世界上大陆地震最多和地质灾害严重的地区。另外，我国有 70%以上的大城市、半数以上人口和 75%以上的工农业产值分布在气象灾害、海洋灾害、洪水灾害和地震灾害都十分严重的沿海及东部平原或丘陵地区，一旦发生灾害，带来的损失程度非常之大。自然灾害的形成时间长短不一，缓急有别。有些自然灾害由于致灾因素的变化超过一定的强度时，就会在几天、几小时、几分钟、几秒钟内发生灾害，像地震、火山爆发、冰雹、洪水、风暴潮等，这类灾害称为突发性自然灾害。另一类灾害，如土地沙漠化、水土流失、环境恶化等，这些致灾因素是在长期发展的情况下逐渐成灾的，这类灾害通常要几年或者更长时间的发展，可称为缓发性自然灾害。

二、我国自然灾害分区

根据我国自然灾害的分布特点和区域组合规律，并结合灾害环境特点，国家科委全国重大自然灾害综合研究组分别于 1994 年和 1998 年两次对我国自然灾害进行了综合分区。

该研究组提出，以南北向的贺兰山、龙门山和东西向的秦岭、昆仑山为界，将中国内地分为 4 个一级灾害区。

（一）华北、东北灾害区

该区主要的自然灾害为旱灾、暴雨、洪水、寒潮、冷冻害、雪灾、地震、地面沉降、海水入侵、土地盐碱化、温带风暴潮、海冰、赤潮及玉米、小麦、棉花等农作物病虫害，落叶松毛虫、油松毛虫、赤松毛虫等防护林病虫害，鼠害和森林火灾等。

（二）东南灾害区

该区主要的自然灾害为洪涝、暴雨、热带气旋、风暴潮、旱灾、水稻病虫灾害、山地地质灾害，其次是棉花、小麦、玉米等农作物病虫灾害、赤潮、地面塌陷和沿海边缘地带的地震，及山地丘陵地区的以马尾松毛虫、云南松毛虫为特征的用材林病虫灾害。

（三）西北灾害区

该区最主要的灾害是干旱、地震、寒潮、冷冻害、风雹、沙尘暴、水土流失、土地沙漠化，其次是崩塌、滑坡、泥石流、山洪、冻融、农作物病虫灾害。

（四）西南灾害区

该区最主要的自然灾害为冷冻害、雪灾、冻融、滑坡、泥石流、地震，其次是边缘地区的森林病虫灾害和农作物病虫灾害。

三、我国灾害事故分类

总体而言，灾害一般分为自然灾害和人为灾害两大类。自然灾害主要包括气象性灾害（风暴、寒潮、热浪、干旱、洪涝、森林火灾等），地质性灾害（地震、火山爆发、滑坡、土地沙化、雪崩、海啸等），生物性灾害（虫灾、传染病流行等）。人为灾害主要指造成经济破坏和人群伤亡的矿难、交通事故、战争、社会动乱和暴恐袭击等。我国常见的灾害有以下几类。

（一）火灾

在当今世界发生的各种自然及社会灾害中，火灾是发生频率较高的灾害。近年来，尤其是公众聚集场所火灾和高层、地下建筑火灾呈上升趋势。重特大火灾常常造成人员群死群伤，经济严重受损，政治影响较大。2010—2016 年，我国年均发生火灾 31.2 万起、火灾死亡 1582人、火灾受伤 1065 人，火灾直接财产损失 137.2 亿元。

（二）道路交通事故

世界上每年因道路交通事故造成大约 50 万人死亡，1000 万人受伤，造成的经济损失大约相当于国民经济生产总值的 1%～2.5%。我国的情况更是不容乐观，2004 年全国共发生道路交通事故 567753 起，造成 99217 人死亡，451810 人受伤。2005 年 1 月至 10 月，全国共发生道路交通事故 379200 起，造成 80339 人死亡，397098 人受伤，直接财产损失达 158 亿元。2015 年我国道路交通事故发生数为 187781 起，死亡人数为 58022 人，受伤人数为 199880 人，直接财产损失为

103691.7 万元。2000 年至 2004 年五年间，我国因道路交通事故造成 50 多万人死亡、260 万人受伤，相当于每 5min 就有一人因交通事故死亡，死亡率为世界第一；每年死亡 9 万人左右，平均每天死亡 250 多人，相当于每天坠毁一架大型客机，损失之大，不言而喻。

（三）旱涝灾害

据《中国救灾史》记载，中国从公元 206 年至公元 1936 年间曾发生各类自然灾害至少 5258 次，旱涝灾害次数占灾害总次数的 41%，是发生频率最高的自然灾害。

最近半个世纪以来，发生在我国的重大洪涝灾害，每年造成的农作物受灾面积占各自然灾害总受灾面积的 27% 左右，直接经济损失更是高达数千亿元，造成的经济和社会损失巨大。如 1954 年夏，长江全流域发生特大洪涝，据不完全统计，受灾面积达 1.6 亿 m^2，长江中下游湖南、湖北、江西、安徽、江苏五省直接经济损失达 100 亿元。

另外，我国季风气候显著，降水分配很不均匀，从而导致我国的干旱灾害也非常严重，由于干旱灾害发生频率高、持续时间长、影响范围广、后续影响大，其造成的经济损失是气象灾害中最为严重的。据有关史料记载，1929 年，陕西 88 个县夏秋粮食因干旱而颗粒无收，致使 250 万人饿死。同年，甘肃 58 个县大旱，造成共计 230 万人死亡，其中 140 万人死于饥饿。1950 年至今，全国平均每年因干旱直接减收粮食 50 亿公斤以上，约占各种自然灾害造成粮食损失的 60%。干旱缺水造成牧草产量和质量降低，牲畜大量死亡或被淘汰。全国每年干旱对农业造成的直接损失，按 1990 年价格计算，达 14447 亿元。

随着全球气候持续变暖，极端天气和气候事件在频率、强度、持续时间和空间范围上都发生了明显的变化。气温的升高不仅直接影响温度极值的变化，还会导致高温、干旱和暴雨洪涝等灾害性事件的发生频率和强度出现上升的趋势，从而可能造成更严重的灾害，重灾、大灾和巨灾出现的可能性增大，灾害造成的损失更重，而人类面临的防灾减灾任务也更为艰巨。

（四）地质性灾害（地震）

我国地处环太平洋地震带和欧亚地震带之间。地震活动呈节状分布，现已探明，曾发生过强烈地震的活动构造带（或称为主要地震带）在我国大陆尚有 23 条之多。与世界各国相比，我国是世界上大陆地震最多的国家之一。据史料记载，迄今为止，世界上造成死亡人数最多的一次地震就发生在我国，即 1556 年发生在陕西关中地区的 8 级大地震，死亡 83 万多人。20 世纪以来，全球发生千人以上人员死亡的地震共 300 余次，其中 80 余次发生在我国。全球因地震死亡的人数中，我国占 53%。整个 20 世纪，仅有的两次死亡超过 20 万人的地震全都发生在我国，分别为 1920 年宁夏海源 8.5 级大地震，死亡 23.4 万人；1976 年唐山大地震，死亡 24.2 万人。自 1949 年新中国成立以来，我国就发生过 100 多次破坏性地震。这些地震先后袭击过我国 22 个省、直辖市和自治区，其中包括我国东部经济较发达、人口稠密的 14 个省份，共有 27 万人在地震中丧生，占我国同期所有自然灾害致死人数的 54%。全世界有史以来死亡人数达 5 万人以上的地震共发生过 18 次，其中有 8 次发生在我国；而死亡人数达 20 万以上的地震共发生过 9 次，其中 4 次发生在我国。

（五）风灾（台风）

我国是受台风影响最严重的国家之一。台风的速度很快，中心风力达 12 级，能量很强，冲击力非常猛，破坏性也非常大。据科学家计算，一个成熟的台风，每秒钟释放出来的能量相当于 6 颗普通原子弹。

我国南方沿海，如江苏、浙江、福建、广东、广西、海南、台湾等地都是屡遭台风袭击的高危地区。2017 年以来，我国先后遭受"奥鹿""海棠""珊瑚""海葵""鸿雁""天秤""三巴"以及"天鸽"等多个强台风的侵袭，台风路径地区大面积受害，其中台湾地区的人员伤亡与物质财产损失最为惨重。

（六）矿难事故

煤炭是我国的第一大能源，在一次性能源结构中占 66.3% 左右。然而我国矿难多发，给人民造成了生命财产的巨大损失。根据国家煤矿安全监察局事故查询系统统计，2012—2015 年国家安监总局公布的矿难有 200 余起，死亡人数 1383 人。

（七）石油石化事故

由于石油石化企业的生产过程以及一些产品的储存、运输、使用过程均存在火灾、爆炸的危险，而且一旦发生事故，扑救困难，后果严重。如大连石化分公司油渣罐爆炸（2013 年）和吉林石化公司仓库爆炸（2005 年）等事故。由于石油石化企业的生产环境等特殊因素，较易发生火灾爆炸事故，除了给人民生命财产造成巨大损失外，还会造成局部环境的严重污染。

石油化工企业的生产过程多为连续性操作，工艺流程中各个设备互相连通，发生爆炸后极易迅速波及毗邻设备导致连锁性爆炸，事故将导致成批人员被烧伤，控制失利就会造成群死群伤的恶性事故。成批烧伤伤员常伴有吸入性损伤、爆震的冲击波损伤、化学中毒，还可能合并颅脑损伤、多发骨折、胸腹腔脏器损伤等，使伤情更加复杂和严重。

（八）危险化学品事故

危化品事故是指由危化品引发的对生命财产安全及环境有危害的事故，其具有发生突然性、形式多样性、后果严重性和处置艰巨性等特点。我国是危化品生产和使用大国，危化品事故时有发生。2015 年 8 月 12 日 23:30 左右，位于天津市滨海新区天津港的瑞海公司危险品仓库发生火灾爆炸事故，造成 165 人遇难（其中参与救援处置的公安现役消防人员 24 人、天津港消防人员 75 人、公安民警 11 人、事故企业及周边企业工作人员和居民 55 人）、8 人失踪（其中天津消防人员 5 人，周边企业职工及天津港消防人员家属 3 人），798 人受伤（伤情重及较重的伤员 58 人、轻伤人员 740 人），340 幢建筑物、12428 辆商品汽车、7533 个集装箱受损。

四、灾害对社会的影响

（一）灾害造成人员伤亡巨大，容易引发社会秩序混乱

1970 年 11 月，当时位于孟加拉湾的东巴沿海地区，发生了一次巨大的风暴潮，约 50 万人丧生，大部分牲畜被淹死，庄稼被毁，田地和水源遭淤积或盐化。由于政府抗灾不力，风暴潮造成的灾难使东巴人对控制着国家政治、经济和行政大权的西巴人广泛表示不满。灾后国内一片混乱，数以万计的灾民涌入印度；1971 年 3 月，东巴人提出东巴分治，并发生了流

血冲突，1971 年 12 月政府临时中断了救灾工作；印度政府派遣军队进入孟加拉支持当地的自由战士，并于 1972 年 3 月成立了孟加拉国。

（二）灾害的破坏程度大，容易引发物资供应紧张

1976 年 7 月，我国唐山发生里氏 7.8 级大地震，地震同时对天津也造成严重影响。津唐地区的工业生产在一段时间内不能正常进行。作为工业要素的纯碱、原煤、钢材、电力、水泥等的产量锐减，降低了供应量，使不少地区甚至国家的经济发展都受到影响。

（三）灾害现场悲惨，容易引发精神应激障碍

突发性重大灾害不仅给受灾人群造成重大伤亡，而且常引起一部分人的精神创伤。会出现一系列生理、心理和行动的改变，躯体表现为呼吸、心率加快，血压升高，肌肉紧张，尿频，出汗等；认知方面会出现记忆力下降，注意力不集中；情感表现为情绪不稳，易激怒，紧张恐惧，焦虑不安；行为方面会出现兴奋激越或意志消沉。一项由美国纽约医学会进行的研究统计表明，9.7%的纽约人在"9·11"事件后 1 至 2 个月之内表现出抑郁症状，7.5%的人经历了创伤后出现应激障碍。这项研究预示大约有 100 万纽约人在恐怖袭击后数周内出现精神障碍。

（四）灾害发生后将造成大量的灾民迁移

突如其来的"5·12"汶川大地震夺去了数以万计的同胞的生命，更有数十万人家园尽毁，灾民无家可归。

（五）灾害发生后，将有大批伤员需要紧急医疗救护

灾情发生后，伤病员常同时大批出现，现场危重伤员较多，伤情复杂，需要大批救援人员进入现场，对伤员立即进行抢救。地震伤员在特殊情况下还可能出现一些特发的病症，如挤压综合征、急性肾功能衰竭等。对伤员要进行快速分检、紧急疏散，实行分级救治，先重后轻，先救后医。同时，对现场遇难者的遗体要进行隔离、消毒和搬运，这不仅要求救援人员具备特殊的技能，还需要具备良好的体能和心理素质。

小贴士

灾害事件的发生往往是突如其来的，其影响之大难以预测。为此，我们应该增强忧患意识，做到居安思危、未雨绸缪，学好灾害救助知识，以备不时之需。

第二章 灾害现场检伤分类和伤情评估

第一节 搜索与营救

一、搜索

搜索是找寻遇难者并判断其位置，为营救行动提供依据。搜索方式包括三种：首先组织初步的人工搜索，以尽快发现地表或浅埋的遇难者；然后进行犬搜索，以寻找被掩埋于废墟下的遇难者；最后在人工搜索与犬搜索的基础上，对重点部位进行仪器搜索，以精确定位。

（一）人工搜索

人工搜索由搜索组与营救组进行，目的是迅速发现地表或浅埋的遇难者，搜索方法包括：

1）地毯式搜索：即救援队员一字排开，利用敲、喊、听、看的方法整体推进寻找幸存者（适用于大片开阔的场地），要求大声喊叫，语言差异并不重要。

2）旋转式搜索：即5~6人为一组，围成直径约5m的圆圈，相互间隔2~3m，卧倒、敲击、静听。此种方法适用于小范围内的重点区域。其缺点是用人较多，进度不快，对于被埋在深处的幸存者效果不佳。

（二）犬搜索

犬搜索是指驯犬员引导搜索犬进行搜索，利用搜索犬的灵敏嗅觉，找寻被掩埋于废墟下的遇难者。每个犬搜索组的3条犬轮流使用，第一条犬进行搜索，后两条逐次确认。

（三）仪器搜索

经过人工搜索和犬搜索，认为可能有遇难者被压埋或确定有遇难者被压埋但不易定位需要进一步展开仪器搜索。仪器搜索包括三种手段：

1）声波、振动探测仪：使用声波、振动探测仪，在废墟上方通过仪器搜索，来找寻被压埋于废墟下的遇难者，并精确定位。

2）光学探测仪：使用光学探测仪深入废墟内部，在确定有遇难者被压埋，而且位于覆盖层深厚的部位，要进行细致的搜索，直接寻找目标位置；并且可以观察、监视遇难者状况。

3）热成像生命探测器：使用热成像生命探测器，在有暗室或能见度极低的环境中，进行细致的搜索。

以上各种搜索方式应综合应用，互相印证，互相补充。

二、营救

营救是指运用起重、支撑、破拆及其他方法使遇难者脱离险境，方法和步骤如下：

消防员灾害现场医疗救助

（一）封控现场

事件现场将会有大量群众、亲友及志愿救助者，警戒分队应首先迅速封锁现场，疏散围观群众，劝退亲友等进行的盲目救助，划定警戒区域，派出警戒人员，并在公安、交通部门的协助下，保证现场的秩序和安全，其目的是消除人为干扰，确保救援行动的顺利展开。

（二）安全评估

在封控现场的同时，由工程技术人员对现场进行安全评估，确定是否存在二次倒塌等危险的可能性，制定搜索的方法、路线和手段；之后派出搜排组对现场进行周密细致地搜排，确认残留爆炸物的情况；最后对救援现场进行支撑加固，其目的是确保救援现场的安全性，以防施救过程中发生事故。

（三）搜索方法的确认

通过现场询问、调查等方法，了解现场的基本情况，而后采取人工搜索、犬搜索、仪器搜索等方法，确认是否有生存人员及其准确的位置，在人工搜索时采取喊、敲、听的方法；搜索犬搜索，通常是在不便于仪器搜索或搜索面积较大时采用；在仪器搜索时，主要利用声波生命探测仪、红外搜索仪等搜索设备进行搜索探测确认，目的是为营救创造条件。

1. 实施营救

当确认被困人员位置后，利用救援专用设备和救援器材采用破拆、顶升、凿破等方法，创造通道，抵达被困人员，必要时可扩大施救空间，以保证救援人员的进入和装备器材的使用。针对不同的建筑物和构件，在进行破拆作业时，通常使用无齿锯、剪切钳、千斤顶等；在对墙体、构件进行凿破作业时，通常使用凿岩机、手动凿破工具等。

2. 医疗救护

在清理废墟并抵达被困人员位置后，医疗人员应立即展开救护，对被困人员进行心理安慰，实施固定包扎，并指导救援队员的行动，以保证被困人员的安全。医疗救护应贯穿营救实施的全过程。

3. 救助转移

依据现场的情况，采取相应的方法将人员救出，并进行简单的医疗处理然后送专门医疗机构。

4. 行动小结

救援行动完成后，及时进行工作小结，总结经验，查找问题，制定改进措施，并向上级提交完成任务情况报告。

第二节 检 伤 分 类

当对医疗卫生的需求明显大于现有医疗卫生资源时，必须决定怎样最好地分配有限的医疗卫生资源。医疗卫生资源分配的决策可以出现在多个层面，从国家卫生系统（宏观层面）

到紧急大型事故中的伤员抢救、运输（微观层面），检伤分类（Triage）就是一种医疗卫生资源分配决策方法，用于急诊部门、大型事故及灾难中大量病人治疗和转运优先顺序的分配。在事故和灾难中，对伤员进行分类是每个医护人员需要最先完成的重要任务之一。

一、检伤分类的概述

检伤分类早在第一、二次世界大战期间就应用于伤兵的现场处置，是根据伤病需要得到医疗救援的紧迫性和救活的可能性，在战场上决定哪些人优先治疗的方法，后来逐步发展并应用于大型灾难和医院急诊患者的病情评估。

1963 年美国 Yale-New Haven Hospital 最早成立急诊检伤分类制度，由医师评估患者并将患者分为危急（emergent）、紧急（urgent）和不急（non-urgent）3 类。此后，不同的国家和地区有不同的分检方法，不少学者主张将其分为 4 类，我国台湾省台北市荣民总医院依据患者病情，如就诊原因、主诉、病史、疾病严重度及急迫性等，将疾病的危急程度分为 4 级：1 级表示患者情况极其紧急，即将危及生命，需立即紧急处理；2 级表示紧急，患者相当痛苦或生命征象异常，但无即刻生命危险，需在 10min 内处理；3 级表示次紧急，应在 30min 内处理；4 级表示非紧急，可延后处理。

目前国际上的检伤分类渐趋一致，大致分为：立即治疗（Immediate Treatment，T1）、延后治疗（Delayed Treatment，T2）、轻伤（Minimal Treatment，T3）及期待治疗（Expectant Treatment，T4）4 级，分别用不同的颜色来加以区别和显示，T1 为红色、T2 为黄色、T3 为绿色，T4 在不同的国家和地区则不尽相同，大多数采用黑色，英国则使用白色。

发生灾难时，造成的伤亡超过了当地卫生部门的承受能力，医疗需求与医疗资源之间存在着严重的不平衡，在这种情况下，检伤分类需要决定谁先得到治疗而谁暂时无法得到治疗。遭受自然灾害和人为灾害时所使用的检伤分类标准是不一样的，要根据伤员的数量、受伤的严重程度、发生事故的地理位置和支援资源的到达时间而定。检伤分类执行员除了要具备快速熟练评估分类的能力之外，还需要了解灾害的起因和重大程度、附近医疗机构的地点、承受能力以及医疗水平等。总之，灾难检伤分类是一种理念，其目的就是尽最大努力抢救最多数量的伤员。

二、检伤分类的方法

在世界上较广为接受的是美国人提出的 START 系统，另外还有 Careflight、Triage Sieve、STM、SALT 等方法；还有适用于儿童的 Jump-start 和 PTT 方法。它们的特点是使用快速、简单，对专业医疗技能要求不高，如果希望检伤分类的效果能够确实体现，应当使该方法在灾害现场所有不同专业工作人员中尽量普及。

（一）START 分类法

1. START 分检系统介绍

START（Simple Triage And Rapid Treatment）是 1983 年由美国州 Newport Beach 的 Hoag 医院和 Newport 海岸警备队所提出的。其主要内容是要求对每名伤员的分类时间<60s，在整

个检伤分类的过程中，只进行手法开放气道和直接按压止血两项处理，而不进行更高级的抢救措施，如辅助通气、心肺复苏等。

有学者提出，毛细血管再充盈时间不能很好地预测低血容量。因此，1994 年出现了改良 START，用桡动脉的搏动代替毛细血管再充盈时间来判断循环状态。

1995 年，Hodgetts 和 Mackway Jones 提出了 Triage Sieve 的检伤分类方法，目前在英国和澳大利亚部分地区使用。Triage Sieve 与 START 的区别在于呼吸和循环的评估，Triage Sieve 把呼吸频率<10 次/min 或>30 次/min 都定义为异常；并将脉率>120 次/min 的伤员分类为"Immediate"（紧急）。

2．START 检伤分类法

1）将可自行移动或轻伤之伤员集中在指定地点并系上绿色牌子（第三优先）。

2）评估呼吸：无呼吸而死亡者系上黑色牌子（死亡），呼吸道阻塞或呼吸每分钟少于 30 次者系上红色牌子（第一优先），呼吸每分钟大于 30 次者进入第三步评估。

3）评估循环：无脉搏或桡动脉微弱末梢血流回充时间大于二秒者系上红色牌子（第一优先），末梢血流回充时间小于二秒有脉搏者进入第四步评估。

4）评估意识：不能听指令者系上红色牌子（第一优先），反之可听从简单指令者系上黄色牌子（第二优先）。

灾害现场救治优先级别，检伤分类分为四级以颜色区分，第一优先红色、第二优先黄色、第三优先绿色、最不优先黑色，在灾害现场与医院急诊处检伤处理最大的不同是在医院以无生命征象者为处理优先级而灾害现场则不是。但不管是何种检伤方式都是希望通过检伤分类能将有限的医疗人力、物力资源得到最有效地运用使病患人员能最恰当、最快速得到所需的医疗。START 方法效果明显，容易掌握，成人及儿童 START 检伤分类操作流程图如图 2-1、图 2-2 所示。

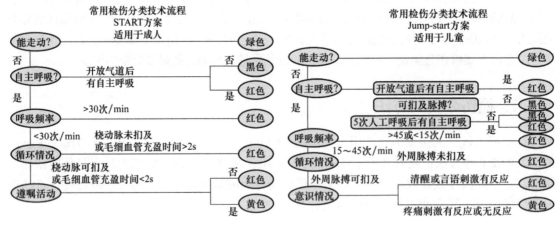

图 2-1　START 成人方案检伤分类流程图　　图 2-2　START 儿童方案检伤分类流程图

（二）SALT 分类法

1．概念

SALT 检伤分类法，即 Sort（分类）、Assess（评估）、Life-saving interventions（拯救

生命的干预措施）、Treatment/Transport（治疗/转运）。该方法采用全球最先进的科学研究后的检伤分类模型，简单易用。通过简单的指令对伤亡人员进行分级，随后单独评估每一分级内的患者，同时采取必要的救援措施和（或）转运。该方法在美国被确定为大规模人员伤亡事件的检伤分类标准。

2. SALT 检伤分类—IDMED5 级分类法（表 2-1）

表 2-1　SALT 检伤分类—IDMED 5 级分类表

分类	说明	颜色
急需抢救（Immediate）	伤员通过紧急处理可以存活	红色
可延迟处理（Delayed）	需要治疗，但延迟处理不影响生存率	黄色
轻微伤（Minimal）	轻微受伤或者生病，无需治疗也能存活	绿色
姑息治疗（Expectant）	目前存活但在目前医疗资源下存活概率低	灰色
死亡（Dead）	无自主呼吸，已死亡	黑色

3. SALT 检伤分类法步骤

（1）整体分类　如果受伤人员存在明显的生命威胁，要首先评估；如果受伤人员不能走路，但可以做招手等有目的的动作，放在第二位评估；如果受伤人员可以行走，放在第三位评估。

（2）个体评估

1）进行急需救援者的干预措施。控制出血、开放气道（儿童给予 2 次人工呼吸）、胸腔减压、注射急救药物。

2）评估呼吸。

首先，若无呼吸则评估结果为死亡；若有呼吸，可以让受伤人员遵守指令或做一些有目的的动作，检查是否存在呼吸，是否有外周脉搏，有没有呼吸窘迫，大出血是否得到控制。

其次，如果受伤人员可以遵守指令或做一些有目的的动作，存在呼吸，有外周脉搏，没有呼吸窘迫，大出血得到控制，判断受伤人员是否只有轻伤。如果是，评估为轻微伤者；如果不是，评估为可延迟处理者。

最后，如果受伤人员出现无法遵守指令或做一些有目的的动作，不存在呼吸，没有外周脉搏，有呼吸窘迫或者大出血得不到控制中的任意一种情况，则需要考虑目前资源下救治是否有可能存活。如果是，评估为急需救援者；如果不是，评估为姑息治疗者（表 2-2）。

表 2-2　SALT 检伤分类—伤情颜色分类对照表

颜色	状态
急需抢救者（红色）：病情危重，需要短时间内处理危及生命的外伤，存活率高	机械性气道梗阻；开放性胸外伤；张力性气胸；颌面部创伤与潜在气道损伤；不稳定的胸部和腹部外伤；不完全截肢；活动性出血；全身 40%～60% 体表面积二度或三度烧伤
可延迟处理者（黄色）：能够耐受延迟的医疗干预，不会影响最终结果	稳定的腹部伤口，可能有内脏损伤，但血流动力学稳定；需要清创的软组织损伤；颌面部创伤，无气道损伤；挤压伤，无挤压综合征；创伤性截肢，无活动性出血；稳定性颈椎损伤；吸入浓烟，无呼吸窘迫；血管受损，有足够的侧支循环；需要清创，手术处理和外固定的骨科外伤；大部分眼外伤和中枢神经损伤；全身 14%～40% 体表面积二度或三度烧伤

（续）

颜色	状态
轻微伤者（绿色）：轻伤，只需简单急救，应迅速引导出受灾区域	表皮的伤口；封闭、无并发症的骨折；爆炸性声损伤；精神或情绪障碍；小于 15%全身体表面积的一度或二度烧伤
姑息治疗者（灰色）：在资源有限的情况下无法救治的患者，但不应放弃治疗	濒死呼吸；多发伤合并严重的颅脑贯通伤；高位脊髓伤；爆炸引起的多发伤；大于 60%体表面积的二度或三度损伤

（3）SALT 检伤分类流程（图 2-3、图 2-4）

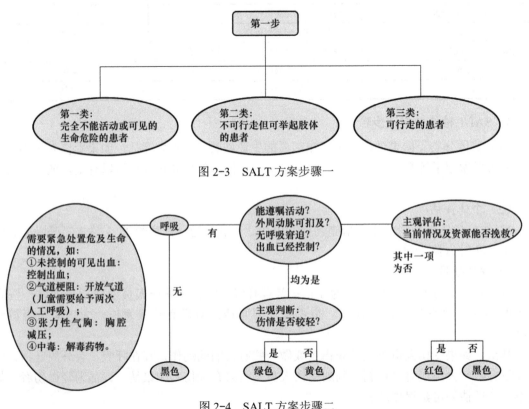

图 2-3　SALT 方案步骤一

图 2-4　SALT 方案步骤二

三、分检的注意事项

所有分检大多基于临床判断，短暂几分钟要将伤员分类，经验是最重要的。分检人员必须受过全面训练，具有鉴别和处理各种创伤（辐射、化学、生物污染等灾害）的丰富经验。尽可能避免过度分检（将非危重的损伤分入立即处理类）和分检不足（将需立即处理的危重伤分入可稍延后救治类）。在大规模灾害情况下，这些分检失误都会导致可预期的死亡率增加。分检的实质是保证将严重创伤患者及时安全送达创伤中心。

分检受到许多因素影响，难以达到 100%的准确分检。高达 50%的过度分检是必要的，以使分检不足发生率降低到可接受的程度（10%）。

（1）过度分检　现场急救小组高估了病人的损伤严重性而出现过度分检。第一，过度分检使严重的创伤患者成为现存资源的潜在负担；第二，过度分检可能妨碍其他严重创伤患者得到恰当的救治。

（2）分检不足　现场急救小组低估了创伤患者的损伤严重度而出现分检不足。第一，分检不足可延误生命或肢体受到威胁的患者的急救和转运；第二，分检不足可能导致有生命危险或复杂损伤的患者被送往缺乏恰当资源的医院。

大规模灾害的分检不是一次实践，应在几个水平上进行，要求准确和可重复。最初由经验丰富的医助或护士实施现场分检，而后，如果伤员后送推迟，则由现场医师再分检。到达医院则由熟悉医院资源（包括手术室收容能力）、经验丰富的外科医师进行。再次分检将使分检过程的正确性增加，确保将有限的医院资源用于需要立即救治的伤员。复苏区域和手术前准备区域是再次分检的潜在地点。在大规模灾害资源缺乏的情况下，伤员被分入预期死亡类，而一旦手术室资源变为可获得且无其他伤员到达时，这类伤员就可变为迅速处理类。这只是强调反复分检必要性的种种可能的情况之一。分检地点应远离灾害现场以避免次生灾害导致更多的人员伤亡，也应远离中心救护机构及医院以避免拥塞。

第三节　伤情评估

为了有效地对患者实施救治，必须首先对患者的病情作出正确判断，其目的是发现可能危及生命的重要因素，及早进行预防和处理，加强院前患者的监护，保障患者院前的生命安全，减少或减轻患者的器官功能损害。

一、现场伤情评估原则

（一）时效性原则

灾害现场伤情评估的首要原则是迅速，要在抢救工作不间断的过程中进行，一旦发现可疑的危及生命的伤情，立即果断地予以处置，做到迅速、准确和有效。不能因为伤情评估延误抢救；也不能因为处理一处严重伤，遗漏另一处严重伤，导致严重后果。

（二）抢救生命第一原则

维持生命和维护脏器功能是现场救治的关键。灾害时批量伤员的现场伤情评估尤其应以维持生命为目的，要求其必须以最快的速度发现对生命最威胁的病情。伤情评估必须从最可能危及生命的部位开始，逐渐检查到对生命威胁可能性较小的部位。常用的程序是"ABCDEF程序"：A（airway）气道，通过说话、头颈部检查等了解呼吸道是否通畅；B（breathing）呼吸，检查有无呼吸困难，气管有无偏移，胸部有无伤口、畸形、反常呼吸、皮下气肿及压痛；C（circulation）循环，主要了解外出血情况、动脉搏动情况等；D（disability）神经系统障碍，包括对脊髓损伤和颅脑损伤的评估；E（exposure）暴露，指在上述工作程序完成后，应充分暴露伤员全身，检查和发现除上述部位以外的脏器创伤；F（fracture）骨折，四肢骨折和骨盆骨折的判断。

（三）重点系统评估原则

评估应相对全面、系统，但限于时间和条件，应有重点，关键是气道、呼吸、循环功能及意识判断，注意不遗漏重要部位的致命伤。公认的系统检诊程序是"CRASH PLAN"：①心脏及循环系统（cardiac），同前；②胸部及呼吸系统（respiration），同前；③腹部（abdomen），腹部有无伤口、压痛等；④脊柱（spine），脊柱有无畸形、压痛及叩击痛，运动有无障碍，四肢感觉、运动有无异常，尤其注意锁骨以上损伤可能存在颈椎损伤的可能性，应及时采取颈托固定；⑤头部（head），注意意识状况，检查有无伤口、血肿及凹陷，注意肢体肌力、肌张力是否正常，检查生理反射和病理反射的情况，GCS 记分；⑥骨盆（pelvis），检查骨盆挤压、分离试验；⑦肢体（limbs），常规进行视、触、动检查；⑧动脉（arteries），主要是外周动脉搏动和损伤情况；⑨神经（nerves），检查感觉、运动。应注意 CRASH PLAN 重在检查的系统性，实际应用时不必强求按 CRASH PLAN 的顺序，如头部伤重于脊柱伤，可先于脊柱检查，存在大血管伤应优先检查，之后才是四肢伤评估。

批量伤员救治应遵循损害控制外科原则，但与平时严重创伤救治中个别伤员的损害控制策略不同，批量伤员的损害控制策略主要体现在合理应用相对不足、有限的医疗资源，挽救更多的伤员，而避免超范围救治，施行不必要的紧急手术，侵占了有限的医疗资源，或降低了诊疗操作的技术标准，导致一些可能挽救的伤员死亡，或增加了感染发生率、再次手术率等。

二、伤情评估的方法

现场分类以后，要根据优先顺序对伤员进行进一步的检查以更详细地评估伤情，为下一步的医疗分类提供信息，同时，如果现场情况允许，给予初步的抢救措施以保存伤员的生命，具体步骤如下。

（一）初次评估

1）A—Airway：检查气道是否通畅。检查患者的口腔内有无异物，面部、主气管有无可能引起气道梗阻的外伤。如果气道存在问题，应立即使用手法开放气道，并清除口腔内分泌物或异物。凡是存在明显受伤机制的创伤患者，都应怀疑有脊椎损伤的可能，除非后来被除外，所以对这类患者，开放清理气道的同时要注意使用颈托保护颈椎，使用提抬下颌法。

2）B—Breathing：检查呼吸。用看、听、感觉的方法检查呼吸，还可以把手放在患者胸壁上感觉呼吸运动。需要评估通气的质量，包括频率、深浅（潮气量）、模式以及对称性以确定是否存在通气不足或通气过度。充分暴露胸部，通过视、触、听、叩的方法，查找严重胸部创伤的线索。应着重辨别有无张力性气胸、开放性气胸、大量血胸、连枷胸，如存在这些创伤，需要立即做紧急处理（如果条件允许）。

3）C—Circulation：检查循环。检查桡动脉（婴儿为肱动脉）搏动，注意脉搏的频率、节律、强弱。如果患者清醒或者可以触及外周动脉，则没有必要使用急救现场手触动脉法，如可触及桡动脉、股动脉、颈内动脉搏动，则收缩压分别为至少 80mmHg、70mmHg、60mmHg以上。同时注意皮肤的颜色、温度、毛细血管再充盈时间。皮肤苍白、湿冷，脉搏细数，意识水平下降是早期判断低灌注（休克）的最好指标。检查有无明显的外出血，如果有，立即控制出血（大多数的出血可以通过直接压迫法止血）。

4）D—Disability：神经功能检查。评估伤员的意识水平，瞳孔大小和对光反射，偏瘫征象和脊髓损伤平面。国际上广泛采用格拉斯哥昏迷评分法（GCS）来判断意识水平。这是一种简单、快速的方法。格拉斯哥昏迷评分法最高 15 分，表示意识清楚；12～14 分为轻度意识障碍；9～11 分为中度意识障碍；8 分以下为昏迷，分数越低则意识障碍越重；记录方式：GCS 评分 15（E4+V5+M6）（表 2-3）。

表 2-3　格拉斯哥昏迷评分表

睁眼动作（E）		言语反应（V）		运动反应（M）	
自动睁眼	4	有定向力	5	能按吩咐做肢体动作	6
言语呼唤后睁眼	3	对话混乱	4	肢体对疼痛有局部反应	5
痛刺激后睁眼	2	不适当的用语	3	肢体有屈曲逃避反应	4
对疼痛刺激无睁眼	1	不能理解语言	2	肢体异常屈曲	3
		无语言反应	1	肢体直伸	2
				肢体无反应	1

5）E—Exposure/Environment：暴露/温度控制。进行检查时要充分暴露受检部位，以免遗漏伤情。通常使用敷料剪来剪开伤员的衣物。检查完毕后，要注意保温，可以使用保温毯或其他可以使用的材料遮盖伤员的身体，以防出现失温。

初次评估是为了发现危及生命的伤情，并立即进行保命的抢救措施，可以避免出现可预防性死亡，为获得进一步的高级生命支持赢得时间。

（二）二次评估

当初次评估完成，填写被救者受伤情况卡片，所有抢救措施已经开展，患者的生命体征稳定后，才开始二次评估。二次评估是从头到脚的详细体检，目的是发现在初次评估时可能被遗漏的、不会危及生命的损伤。何时进行二次评估视情况而定，记录增添受伤情况卡内容，最好是在脱离现场的伤员收集区进行。

二次评估就是运用视、触、叩、听的方法进行全面的体格检查，同时收集伤员的病史。检查步骤如下：

（1）生命体征　包括血压、脉搏、呼吸和氧饱和度（如果可以测量）。在情况允许的时候，生命体征的检查可以与第一步检查同时进行。不过，对于严重创伤的患者，在初期取得血压、脉搏和呼吸的准确数字并不重要。测量这些数值可以留待为伤员完成必需的抢救措施、病情稳定以后再进行。生命体征需要定期检查、记录。一般重症伤员每 5min 检查一次，病情稳定的患者每 15min 检查一次。在伤员病情变化和给予治疗后也要检查。

（2）病史采集　需要迅速地获得伤员的病史，并记录。以下英文单词可以帮助记忆，用以提醒病史的主要成分。如：症状（Symptoms）、过敏史（Allergies）、用药史（Medications）、既往史（Past History）、最后一次饮食情况（Last Oral Intake）、事件原因（Events），综合简写为 SAMPLE。

要特别注意患者的主诉，这可以提示创伤的部位，并会影响进一步的体检，寻找严重创伤的线索，如发生过的意识丧失，气短，颈部、背部、胸部、腹部或者盆腔的疼痛等症状，注意询问上次进食/水是什么时候,吃的是什么。很多伤员需要外科手术,因此需要了解最后的进食时间。同时要记录伤员的既往史、过敏史、药物史。

(3)全面体格检查 头部、颌面部有无挫伤、擦伤、裂伤、出血和畸形;注意有无 Battle 征(Battle's sign,又称乳突瘀斑——mastoid ecchymosis),熊猫眼,脑脊液鼻漏或耳漏(以上均为颅底骨折的表现);检查颅骨、面部、眼部、外耳、口腔及下颌骨有无异常,检查瞳孔大小和对光反射。

1)检查颈部有无挫伤、擦伤、裂伤和畸形,有无颈静脉怒张(见于心脏压塞、张力性气胸),有无气管移位,有无皮下气肿,颈椎有无压痛和畸形。

2)检查胸部胸壁有无伤口、挫伤、擦伤和畸形。触诊胸壁检查有无骨折,必要时进行胸廓挤压实验,双侧呼吸音是否存在,是否对称(双上肺及下肺),有无啰音或喘鸣音。如果呼吸音不等或消失,叩诊确定是否有气胸或者血胸,听诊心音。

3)检查腹壁有无伤口、挫伤、擦伤,有无腹部膨隆。触诊四个象限,注意有无压痛和肌紧张,腹部的叩诊和听诊在院前作用不大。

4)检查骨盆有无伤口、挫伤、擦伤和畸形。进行骨盆挤压试验,按压耻骨联合,检查骨盆的稳定性。不稳定的骨盆骨折不要再次检查。

5)检查四肢有无伤口、肿胀和畸形,有无压痛、不稳定和骨擦感,注意四肢的末梢循环、运动和感觉以判断神经血管功能。

6)检查背部有无伤口和出血。可以听诊背部的呼吸音,触诊脊椎有无压痛和畸形。如果怀疑伤员有脊椎损伤,此步骤应在使用轴线翻转法将伤员转移到脊柱板担架的时候进行。

第四节 检伤分类的训练

一、伤情检查训练

(1)训练目的 伤情检查训练目的是使消防人员正确、熟练地掌握判断伤员伤情的程序和方法,为进一步采取救护措施做好准备。

(2)场地器材 在训练场上放置1副医用手套和1张垫子。

(3)操作程序

1)消防人员列队,面向指挥员。

2)听到"预备"的口令时,第一名消防人员出列,站在模拟伤员右侧,靠近头部准备操作(图2-5)。

3)听到"开始"的口令,出列消防人员检查伤员头部是否有出血、肿胀、骨折,看鼻孔、耳道内是否有血液或脑脊液流出(图2-6)。

4)用手指从上到下按压伤员颈部后正中,询问是否疼痛,判断是否有颈椎骨折(图2-7)。

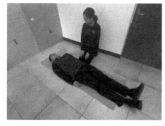

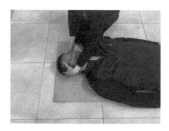

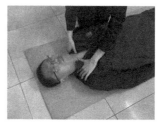

图 2-5　模拟伤员示意图　　　图 2-6　头部检查示意图　　　图 2-7　颈部检查示意图

5）检查伤员胸部，询问疼痛部位，观察呼吸情况，判断是否有肋骨骨折（图 2-8）。

6）检查伤员骨盆，询问疼痛部位，双手挤压骨盆两侧，判断是否有骨盆骨折（图 2-9）。

7）检查伤员四肢，询问疼痛部位，观察是否有肿胀、畸形及异常活动，判断是否有四肢骨折（图 2-10）。

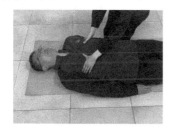

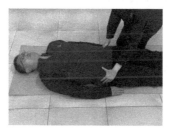

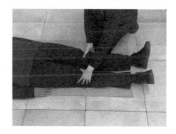

图 2-8　胸部检查示意图　　　图 2-9　骨盆检查示意图　　　图 2-10　四肢检查示意图

8）训练结束，消防人员举手示意喊"好"。

9）听到"收操"的口令，消防人员返回队列。

（4）操作要求

1）伤情检查应按从头到脚的顺序进行。

2）操作过程中双手应适当用力，不得用力过重或过轻。

3）操作过程中严禁搬动伤员，防止造成二次伤害。

（5）成绩评定　操作完全正确，程序熟悉为优秀；操作正确，程序较熟悉为良好；操作基本正确，程序基本熟悉为及格；不符合操作要求或超出操作时限为不及格。

二、格拉斯哥昏迷评分训练

（1）训练目的　伤情检查训练目的是使消防人员正确、熟练地掌握判断格拉斯哥昏迷评分情况，为进一步采取救护措施做好准备，同时便于伤情分检使用。

（2）场地器材　在训练场上放置笔记本 1 本、笔 1 支、手套 1 副和垫子 1 张。

（3）操作程序

1）消防人员列队，面向指挥员。

2）听到"预备"的口令，第一名消防人员出列，站在模拟伤员右侧，靠近头部准备操作。

3）听到"开始"的口令，出列消防人员按照格拉斯哥昏迷评分表进行检查，格拉斯哥昏迷评分法最高 15 分，表示意识清楚；12～14 分为轻度意识障碍；9～11 分为中度意识障碍；8 分以下为昏迷，分数越低则意识障碍越重。记录方式：GCS 评分 15（E4+V5+M6）。

　　4）判断昏迷情况，其他伤情检查判断。

　　5）根据评分将伤员分类。

　　6）训练结束，消防人员举手示意喊"好"。

　　7）听到"收操"的口令，消防人员返回队列。

　　（4）操作要求

　　1）操作时按照睁眼动作、语言反应、运动反应顺序进行。

　　2）观察和判断过程中尽量不要给病人过多刺激或翻转病人。

　　3）严格按照格拉斯哥昏迷评分表进行检查。

　　（5）成绩评定　操作完全正确，程序熟悉为优秀；操作正确，程序较熟悉为良好；操作基本正确，程序基本熟悉为及格；不符合操作要求或超出操作时限为不及格。

小贴士

　　根据灾害程度的不同，救灾工作的难易程度也有所不同。在救灾过程中，除了要见义勇为外，也要视具体情况量力而行，切忌逞强，"赔了夫人又折兵"。

第三章　急救基本技术

第一节　止　血

出血是导致灾害事故现场的伤病员死亡的主要原因，而通常多数出血症状在获得准确的医学救助后是可以避免人员死亡的。有效地止血能减少出血量，保存伤病员体内的有效血容量，防止休克的发生，提高幸存率。一般失血量在人体血总量的 10%～15%（400～600mL）时，人体尚可代偿，但一旦超过 15%，即 600mL 以上，就有发生休克的可能。

当事故发生后，现场的伤病员常表现为惊恐慌乱，因此稳定伤者情绪是处理出血伤病员的第一要务，不仅能便于急救措施的顺利开展，同时也能降低因忙乱导致受伤程度进一步加重，导致更为严重的出血。

一、出血的分类

血液从血管或心脏内流出并滞留在身体内部而不排至体外者，称为内出血，如颅内出血、胸腔出血、腹腔出血等。内出血情况紧急，应及时补充血容量，需及时转送入院治疗；相应地，血液排至体外者称为外出血，后者是灾害事故现场最多见的出血类型。由于现有医疗技术仍无法完成内出血部位、出血量的无创性的准确判断，仅能依靠伤病员的基本生命体征表现间接估计，消防员也无法实施内出血的现场止血操作，因此本节将阐述针对外出血伤病员的止血材料、止血方法以及止血注意事项等内容。

外出血有不同种类，其止血方法也各不相同，常见如下。

（一）毛细血管出血

血液从创面或创口四周渗出，出血量少，色红，找不到明显出血点，危险性小。在伤口上盖上消毒纱布或干净手帕、布片扎紧就可止血。

（二）静脉出血

血色暗红，缓慢不断地自伤口流出，其后由于局部血管收缩，流血逐渐减慢，危险性也较小。一般抬高出血肢体以减少流血，然后在出血部位放上几层纱布，加压包扎即可达到止血目的。

（三）动脉出血

血色鲜红，出血来自伤口近心脏的一端，呈搏动性喷出，出血量多，速度快，危险性大。动脉出血急救一般使用间接指压法止血。

二、止血的材料及方法

常用的止血材料有无菌敷料、创可贴、气囊止血带、表带止血带、橡胶止血带，另外还有就地取材所用的布料止血带，如三角巾、毛巾、手绢、衣物等可折成三指宽的带状以应急需。禁止用电线、铁丝、绳子等替代止血带。

（一）材料

1. 敷料

敷料用来覆盖伤口，应为无菌敷料。如没有无菌敷料，可使用干净毛巾、衣物、布等替代。目的是控制出血，吸引血液并引流液体，保护伤口，预防感染。敷料的种类如下。

（1）纱布垫　有大小不同的无菌纱布垫。有的纱布垫涂有药物层，用于处理不同的伤口（如吸附烧伤表面的液体渗出物）。

（2）创可贴　伤口止血膏药，具有止血、护创的作用。

（3）创伤敷料　为大而厚的具有吸收能力的无菌敷料。有厚度，柔软性好，并可对伤口产生均匀的压迫。

（4）"H"铲形战地敷料　在包扎过程中可方便地实现转角和加压，具有自粘性和良好的末端固定。

2. 止血带

尽可能使用医用气囊止血带、表式止血带和橡胶止血带，应急时可用皮带、布条等。不得使用细电线、铁丝等替代止血带，避免感染破伤风。

3. 止血药材

常用的止血药材包括止血粉、止血纸、止血栓。外用止血粉可以加速创面血管破损处的胶原物质协同血小板黏附，聚集而形成血栓，达到止血的目的，对大的血管损伤可起到满意的止血效果。同理，对创面渗血或创面较大而又不易止血的伤口，可用止血纸覆盖。

止血纸较为柔软，具有弹性，容易黏附于干燥创面。对有创腔出血或弹道洞腔出血的伤口，可用止血栓填塞。止血栓膨胀性好，使用止血栓时，可根据腔洞大小，选用一根或若干根止血栓同时使用。

（二）止血的方法

现场急救的止血方法很多，主要依据现场的具体情况选择适宜的方法，主要有包扎止血、加压包扎止血、指压止血、止血带止血等。一般的出血可以使用包扎、加压包扎法止血。四肢的动、静脉出血，如使用其他的止血法能止血的，尽量不要使用止血带止血。

止血操作要点：尽可能戴上医用手套，如无，可用敷料、干净布片、塑料袋、餐巾纸代替；脱去或剪开衣服，暴露伤口，检查出血部位；不要对嵌有异物或骨折断端外露的伤口直接压迫止血；不要去除血液浸渍的敷料，而应在其上另加敷料并保持压力；肢体出血，应将受伤区域抬高到超过心脏的高度；如必须用裸露的手进行伤口处理，在处理完成后，用肥皂清洗手；止血带在特定的情况下方可使用。

1. 包扎止血法

包扎止血法主要用于表浅伤口出血，损伤小血管和毛细血管，出血少。

1）创可贴止血：将粘贴层的一边先粘贴伤口的一侧，然后向对侧拉紧粘贴另一侧。

2）敷料包扎：将敷料、纱布覆盖在伤口上，敷料、纱布要有足够的厚度，覆盖面积要超过伤口边缘至少3cm。可选用不粘伤口、吸收性强的敷料。

3）就地取材：选用三角巾、手帕、清洁布料等包扎，达到止血的目的。

2. 加压包扎止血法

加压包扎止血法适用于全身各部位的小动脉、静脉、毛细血管出血。用敷料或其他洁净的毛巾、手绢、三角巾等覆盖伤口，加压包扎达到止血目的。

（1）直接压迫法　通过直接压迫出血部位而达到止血的目的；伤者卧位，抬高伤肢（骨折除外）；检查伤口有无异物；如无异物，用敷料覆盖伤口，覆盖面积要超过伤口边缘至少3cm，如果敷料已被血液浸透，再加上另一敷料；用手施加压力直接压迫；用绷带、三角巾等用力绷紧加压包扎。

（2）间接压迫法　伤者卧位，抬高伤肢（骨折除外）；伤口有异物，如扎入身体导致外伤出血的尖锐异物；保留异物，并在伤口边缘将异物固定；绷带加压包扎。

3. 指压止血法

指压止血法，即在出血动脉的近心端，用拇指或其余手指压在骨面上，予以止血。在动脉的走向中，最易压住的部位叫压迫点，止血时要熟悉主要动脉的压迫点。这是一种简单而有效的临时止血方法。在出血点无法按压或效果不佳时，可在动脉行径中将中等或较大的动脉压在骨的浅面以达到止血的目的。因手指容易疲劳，不能持久，所以其只能作为临时止血，必须尽快换用其他方法。并且该方法只能减少出血量，不能达到完全止血，而且急救人员必须熟悉身体各部位血管的解剖位置和出血的压迫点。

（1）操作要点　准确掌握动脉压迫点；压迫力度适中，以伤口不再出血为准；压迫时间10～15min，仅是短时间的控制出血；若是四肢出血，应抬高患肢。

（2）常用指压止血部位

1）头部出血：头部前面出血，要压迫颞动脉，压迫点在耳朵前面，用手指正对下颌关节骨面压迫；头部后面出血，要压迫枕动脉，压迫点在耳朵后面乳突附近的搏动处；颜面部出血，在下颌角前约3cm的凹陷处，将面动脉压在下颌骨上，由于面动脉在面部有很多小分支相互吻合，即使一侧面部出血也要按压双侧面动脉才能止住出血。

2）头面部出血：用于同侧头面部大出血。在胸锁乳突肌中点的前缘，将伤侧颈总动脉向后压于颈椎横突上。此法仅用在紧急情况下，让伤者平卧时要避开气管，严禁同时压迫两侧颈总动脉，以防脑缺血。用手指按在一侧颈根部，向中间的颈椎横突压迫。无论何时，都绝对禁止同时压迫两侧的颈总动脉，以免引起大脑缺氧而昏迷。

3）肩腋部出血：用于同侧肩部或上肢出血。可压迫锁骨下动脉，其位于锁骨上窝中部，胸锁乳突肌外缘，将锁骨下动脉搏动点向下后（第一肋骨方向）压迫止血。

4）前臂出血：可压迫肱动脉，其位于上臂中段内侧，位置较深。首先使伤肢外展，在上臂中段的内侧摸到肱动脉（肱二头肌与肱骨中间沟处）搏动后，将肱动脉向外压在肱骨上即可止血。

5）手掌出血：可用两手的拇指，放于前臂远端掌侧面（中医诊脉处），同时将桡、尺动脉压于桡、尺骨上，即可止血。

6）手指出血：手指动脉走行于手指的两侧，故可用两手或一手拇指平放在受伤的手掌上，其他四指放于手背部，加压后即可将掌动脉弓压于掌骨上止血。

7）下肢出血：在腹股沟韧带中点（腹股沟皱纹）偏内侧可触及动脉搏动，即股动脉，用拇指或掌根向股骨面压迫止血。

8）足部出血：可压迫胫前动脉和胫后动脉，用两手的食指或拇指分别按压足背中部的足背动脉（胫前动脉的延续）和跟骨与内踝之间的胫后动脉止血。

4．填塞止血法

对于伤口较大较深，出血多，组织损伤严重的，用消毒纱布、敷料（如无，则用干净的布料替代）填塞在伤口内，再用加压包扎法包扎。

5．止血带止血法

止血带能有效控制四肢出血，特别是四肢严重创伤，出血量多且上述方法仍不能止血时，方可选用止血带止血的方法，但其损伤最大，可导致肢体坏死、急性肾功能不全等严重并发症，尽量少用。主要用于暂不能用其他方法控制的四肢大血管损伤性出血，若现场无医用止血带时，可临时使用布料止血带止血。

（1）操作要点　止血带应放在伤口近心端；伤肢高抬后再上止血带，肢体上止血带的部位要准确；上止血带部位要有衬垫；止血带的松紧度以能压住动脉血流为原则，记录上止血带的时间，应检查手指末梢循环，每隔50min要放松3～5min；放松止血带期间，要用指压止血法、直接压迫法止血，以减少出血。

（2）气囊止血带止血　在上臂的上1/3段或大腿上段垫上衬垫（绷带、毛巾、平整的衣物等）；将止血带缠在肢体上；打开充气阀门开关，用充气杆充气，至压力表指针到300mmHg（上肢）或600mmHg（下肢）；然后关紧充气阀，记录时间及压力值；为防止止血带松脱，上止血带后再缠几圈绷带加强。

（3）表带式止血带止血　将伤肢抬高；在上臂的上1/3段或大腿上段垫上衬垫（绷带、毛巾、平整的衣物等）；将止血带缠在肢体上，一端穿进扣环，并拉紧至伤口不出血为度；最后记录止血带安放时间。

（4）橡皮止血带止血　先在出血处近心端用纱布垫或衣服、毛巾等物垫好，然后再扎橡皮止血带。方法是用左手拇、食、中指夹持止血带头端，将尾端绕肢体一圈后压住止血带头端和手指，再绕肢体一圈，用左手食、中指夹住尾端，抽出手指即成一活结。

（5）布料止血带止血　仅限于在没有上述止血带的紧急情况时临时使用。因布料止血带没有弹性，很难真正起到止血目的，如果过紧会造成肢体损坏或缺血坏死，因此仅可短时间使用。禁用钢丝、细绳索、电线等当做止血带使用。

6．加垫屈肢止血法

四肢膝、肘以下部位出血时，如没有骨折和关节损伤，可将一个厚棉垫或绷带卷塞在肘窝或肘窝部，屈曲腿或臂，再用三角巾或绷带紧紧缚住。

7. 临时绞紧带止血法

没有现成的止血带时，可用手边的现有材料如三角巾、布腰带、绷带、手巾等做绞紧带使用（但禁用电线或绳索）。先在伤口的近心端放一块布料或纸做的垫子，然后用三角巾叠成带状，或用手帕、布条、绷带条等方便材料，绕肢体1～2圈勒紧打一活结，再用笔杆或小木棒插入带状的外圈内，提起小木棒绞紧，将绞紧后的小木棒插入活结的带中。

（三）止血的注意事项

1）首先要准确判断出血部位及出血量，然后决定采取哪种止血方法。

2）大血管损伤时常需几种方法联合使用。颈动脉和股动脉损伤出血凶险，首先要采用指压止血法，并及时拨打急救电话。转运时间长时可实行加压包扎法止血。

3）部位：上臂外伤大出血应扎在上臂上1/3处，不能扎在上臂的中、下1/3处，因该处神经走行贴近肱骨，易被损伤。下肢外伤大出血应扎在大腿中上部。上臂、小腿不宜上止血带，两根长骨，致止血不全。

4）衬垫：使用止血带的部位应该有衬垫，否则会损伤皮肤。可扎在衣服外面，把衣服当衬垫。选有弹性的胶管或布条，禁忌用绳索、电线、铁丝等。

5）松紧度：布料止血带因无弹性，要特别注意防止肢体损伤，不可一味增加压力。上止血带应以出血停止，远端摸不到脉搏为合适。过松达不到止血目的，过紧会损伤组织。

6）时间：一般不应超过5h，原则上每40～50min要放松一次，时间为3～5min，放松期间要用指压法和直接压迫法止血。

7）标记：使用止血带者应有明显标记记录并贴在前额或胸前易发现部位，写明时间。如立即送往医院，必须当面向值班人员说明扎止血带时间和放松时间及部位。

三、止血的训练

止血训练主要包括指压止血训练、加压包扎止血训练和止血带止血训练等。

（一）指压止血训练

指压止血法是根据动脉走行的位置，在伤口的近心端，用手指将动脉压在邻近的骨面上止血的一种简单有效的临时止血法，也可用无菌纱布直接按压伤口止血。指压式止血包括：颞浅动脉、颌外动脉、颈总动脉、肱动脉、锁骨下动脉等，本节内容只介绍颞浅动脉指压止血法。

（1）训练目的　指压止血法的训练目的，是使消防人员正确、熟练地掌握指压止血的操作程序和方法。

（2）场地器材　在训练场上放置1张椅子、1块无菌敷料、1副医用手套。

（3）操作程序

1）消防人员列队，面向指挥员。

2）听到"预备"的口令，第一名消防人员出列，站在模拟伤员左侧，靠近头部准备操作（图3-1）。

3）听到"开始"的口令，出列消防人员戴上医用手套（在急救紧急情况下，不一定要戴医用手套），如图 3-2 所示。用手指压迫伤口近心侧端的颞浅动脉阻断颞浅动脉血运，快速止血，如图 3-3 所示。

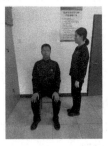
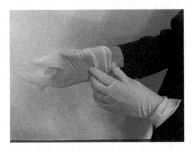
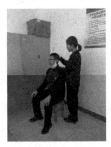

图 3-1　模拟伤员示意图　　　　图 3-2　戴医用手套示意图　　　　图 3-3　压迫颞浅动脉示意图

4）训练结束，消防人员举手示意喊"好"。

5）听到"收操"的口令，消防人员返回队列。

（4）操作要求　指压止血训练的操作要求是：动作准确，力度适中。

（5）成绩评定　操作完全正确，程序熟悉为优秀；操作正确，程序较熟悉为良好；操作基本正确，程序基本熟悉为及格；不符合操作要求或超出操作时限为不及格。

（二）加压包扎止血训练

加压包扎止血训练用于伤员的出血止血。

（1）训练目的　加压包扎止血的训练目的，是使消防人员正确、熟练地掌握加压包扎止血的操作程序和方法。

（2）场地器材　在训练场上放置 1 张垫子、1 块无菌敷料、1 副医用手套。

（3）操作程序

1）消防人员列队，面向指挥员。

2）听到"预备"的口令，第一名消防人员出列，站在模拟伤员左侧，靠近头部准备操作。

3）听到"开始"的口令，出列消防人员戴上医用手套，用医用酒精清洗伤口，将无菌敷料盖在前臂出血部位上，如图 3-4 所示；用绷带加压包扎法，第一圈环绕稍作斜状，第二圈、第三圈作环形，并将第一圈斜出的一角压于环形圈内，这样固定更牢靠些。最后用粘膏将尾固定，或将带尾剪开成两头打结（图 3-5）。

4）包扎完毕，检查肢体末端血运情况，如图 3-6 所示。

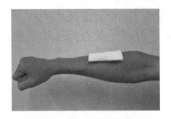
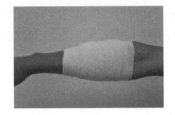
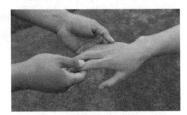

图 3-4　盖敷料示意图　　　　图 3-5　加压包扎示意图　　　　图 3-6　检查末端血运示意图

5）训练结束，消防人员举手示意喊"好"。

6）听到"收操"的口令，消防人员返回队列。

（4）操作要求　加压包扎止血训练的操作要求：动作准确，力度适中。

（5）成绩评定　操作完全正确，程序熟悉为优秀；操作正确，程序较熟悉为良好；操作基本正确，程序基本熟悉为及格；不符合操作要求或超出操作时限为不及格。

（三）止血带止血训练

止血带止血法对于伤员四肢上较大的动脉出血，止血效果较好。

（1）训练目的　止血带止血训练目的是使消防人员正确、熟练地掌握止血带止血的操作程序和方法。

（2）场地器材　在训练场上放置 1 张垫子、无菌敷料若干块、1 块三角巾、1 根止血带。

（3）操作程序

1）消防人员列队，面向指挥员。

2）听到"预备"的口令，第一名消防人员出列，站在模拟伤员左侧，准备操作。

3）听到"开始"的口令，出列消防人员将敷料盖在出血部位上，然后用绷带加压包扎。

4）在上臂的上 1/3 处用衬垫环绕，扎上止血带，如图 3-7 所示。

5）包扎完毕，检查肢体末端血运情况，并记录止血带安放时间。

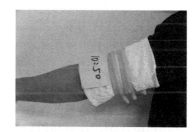

图 3-7　扎止血带示意图

6）训练结束，消防人员举手示意喊"好"。

7）听到"收操"的口令，消防人员返回队列。

（4）操作要求

1）止血带的缚扎时间越短越好，如需延长，则每隔 50min 放松 3～5min。

2）止血带必须注明时间、原因等情况。

3）用橡皮管时，应在缚扎处垫数层纱布。

4）缚扎止血带松紧度要适宜，以出血停止、远端摸不到动脉搏动为准。

5）通常不使用非弹性的绳索、电线等。

6）在松止血带时，应缓慢松开，并观察是否还有出血，切忌突然完全松开。

（5）成绩评定　操作完全正确，程序熟悉为优秀；操作正确，程序较熟悉为良好；操作基本正确，程序基本熟悉为及格；不符合操作要求或超出操作时限为不及格。

第二节　包　　扎

包扎在急救中应用非常广泛，是急救的主要技术之一。其目的包括减少感染机会、保护伤口及重要解剖结构、扶托伤肢、固定敷料、减少渗出、止血止痛、压迫止血、为伤口愈合创造良好的条件等。包扎要使用三角巾急救包或炸伤急救包包扎伤口，有条件时应用止血敷料或消炎敷料进行包扎。对有开放性损伤的伤病员必须现场包扎，对脑膨出、肠脱出、眼球脱出伤员要进行局部保护性包扎，对开放性气胸进行封闭包扎。正确的包扎能为转运和进一步救治打下良好的基础。

一、包扎的材料及方法

（一）包扎材料

现场急救时，有条件的可使用医疗三角巾、创可贴、纱布、绷带进行包扎，使用三角巾时注意将缝有敷料侧覆盖于创面进行包扎。如无条件，则可使用毛巾、尼龙网套或现场可利用的布料、衣服、帽子或手帕等替代物包扎，注意应选用目视比较卫生的材料。

（二）包扎方法

包扎动作应力求熟练、软柔，松紧应适宜。使用不同材料包扎的方法不尽相同，但同一类的包扎材料其方法基本类似。包扎要点为快、准、轻、牢、细。第一要快速发现、检查伤口情况，尽快完成伤情的评估并确认展开何种包扎方式，并且包扎动作要快；第二要准确包扎伤口，全面覆盖创面；第三是动作要轻、不得随意碰压伤口，避免造成伤员疼痛和伤口流血；第四是要牢，包扎宜松紧适宜，打结时应避开伤口和不宜压迫的部位；第五是要细，处理伤口应仔细，找到伤口后，将衣服解开，先脱健侧后脱患侧，穿衣时则相反。以下列举了三角巾包扎法和绷带包扎法，其余材料均可按照相同的方法进行包扎。

1. 三角巾包扎法

（1）头部包扎　将三角巾的底边折叠成两层，约两横指宽，底边放于前额齐眉以上，顶角拉向后颅部，三角巾的两底角经两耳上方，拉向枕后交叉并压住顶角，再绕回前额齐眉打结，一手按住头顶，另一手将顶角拉紧，将顶角塞进结里，然后再将左右底角拉到前额打结。

（2）面部包扎　在三角巾顶处打结，套于下颌部，底边拉向枕部，上提两底角，拉紧并交叉压住底边，再绕至前额打结。包完后在眼、口、鼻处剪开小孔。

（3）肩部、肩背部、腹部、单侧臀部包扎

1）单肩包扎：三角巾折叠成燕尾式，燕尾巾夹角约90°，大片在后压住小片放到伤侧肩膀上，燕尾巾夹角对准伤侧颈部，燕尾底边两角绕上臂上部打结，拉紧燕尾角绕肩、背部对侧腋窝前（或腋窝后）打结。

2）肩背部包扎：三角巾叠成燕尾巾，燕尾夹角约100°，置于胸前，夹角对准胸骨上凹（背部包扎夹角对准后正中线），两燕尾角过肩于背后（背部包扎燕尾角过肩于胸前），将燕尾顶角系带，围胸与底边在背后打结（背部包扎在胸前打结），然后将底角系带拉紧绕横带后上提，与另一燕尾角打结。

3）腹部包扎：三角巾顶角朝下，底边平放在腹部，拉紧底角在腰部打结，顶角经会阴部拉至腰部与两底角连接处打结。

4）单侧臀部包扎：三角巾叠成燕尾式，燕尾角约60°，朝下对准外侧裤线，伤侧臀部的后大片压住前面的小片，顶角与底边中央分别过腰腹部到对侧打结，两底角包绕伤侧大腿根打结。

（4）膝关节包扎　三角巾顶角向上盖在膝关节上，底边反折向后拉，左右交叉后再向前拉到关节上方，压住顶角打结。

（5）手、足包扎　三角巾展开，伤手（足）心向下平放在三角巾中央，手指（足趾）尖对向顶角，手（足）伤部应在指缝（趾缝）插入敷料，将顶角折回盖于手（足）背，两底角拉向手（足）背左右交叉压住顶角，绕腕（脚踝）一周打结。

2．**绷带包扎法**

用绷带包扎时，应从远端向近端，绷带头必须压住，即在原处环绕数周，以后每缠一周要盖住前一周的1/3～1/2。

（1）环形包扎法　常用于肢体较小部位的包扎，如手、腕、足、颈、额等处或用于其他包扎法的开始和终结。把绷带斜放在伤肢上，用手压住，将绷带绕肢体包扎一周后，再将带头和一个小角反折过来，然后继续绕圈包扎，第二圈盖住第一圈，包扎3～4圈即可。

（2）螺旋包扎法　多用于肢体和躯干等粗细差别不大的部位。用敷料盖住伤口，先环形缠绕两圈，从第三圈开始包扎时，作单纯螺旋上升，每一周压盖前一周的1/3～1/2，最后用胶布粘贴固定。

（3）反折螺旋包扎法　做螺旋包扎时，用一拇指压住绷带上方，将其反折向下，压住前一圈的1/3～1/2，多用于肢体粗细相差较大的部位。

（4）"8"字形包扎法　多用于手、肘、膝、踝、肩、髋等关节处。用敷料盖住伤口，绷带一圈向上、一圈向下地包扎，每周在正面和前一周相交，并压盖前二周的1/2。在关节上方开始做环形包扎数圈，然后将绷带斜行缠绕，一圈在关节下缠绕，两圈在关节凹面交叉，反复进行，每回压过前一圈的1/3～1/2。

（三）包扎注意事项

1）包扎过程中，动作要迅速准确，尽量减轻因包扎导致伤员的疼痛和出血，切不可污染伤口，影响伤病员的远期预后。

2）包扎应紧松适宜。包扎太紧会影响血液循环，包扎太松会使敷料脱落或移动、增加伤口感染的机会。

3）最好用消毒的敷料覆盖伤口，必要时可在敷料上洒抗生素药粉或是止血药粉进行对症处理，紧包时也要用清洁的布片。

4）包扎四肢时，指（趾）应暴露在外面，可通过观察四肢末端的血运情况、皮温等体征判断患肢的受伤情况，以便及时进行相应的处理。

5）应用三角巾包扎时，边要固定，角要拉紧，中心伸展，包扎要贴实，打结要牢固。

二、包扎的训练

包扎训练主要有头部包扎训练、双眼包扎训练、胸部包扎训练、腹部包扎训练、臀部包扎训练、手部包扎训练和膝肘部包扎训练。

（一）头部包扎训练

头部包扎主要有风帽式包扎等方法。

（1）训练目的　头部包扎的训练目的是使消防人员正确、熟练地掌握头部包扎的操作程序和方法。

（2）场地器材　在训练场上放置1张椅子、无菌敷料若干块、1块三角巾。

（3）操作程序

1）消防人员列队，面向指挥员。

2）听到"预备"的口令，第一名消防人员出列，站在模拟伤员后部，准备操作，如图3-8所示。

3）听到"开始"的口令，出列消防人员将一块无菌敷料置于头部受伤部位，如图3-9所示；再将三角巾底边折叠约两指宽，放于伤员前额眉上，顶角拉至枕后，如图3-10a所示；左右两底沿两耳上方往后拉，至枕后隆凸下交叉，并压紧顶角，然后再绕至前额打结，如图3-10b所示；顶角拉紧，并向上反折，将角塞进两底角交叉处，如图3-10c所示。

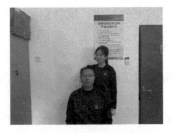

图3-8　模拟伤员示意图

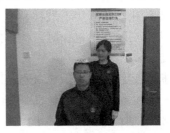

图3-9　盖敷料示意图

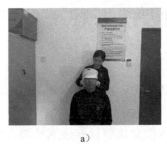

a）

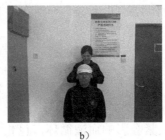

b）

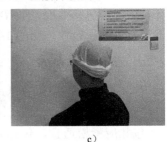

c）

图3-10　头部包扎示意图

4）训练结束，消防人员举手示意喊"好"。

5）听到"收操"的口令，消防人员返回队列。

（4）操作要求

1）不得将三角巾缠绕过紧。

2）此方法适用于颅顶部包扎。

（5）成绩评定　操作完全正确，程序熟悉为优秀；操作正确，程序较熟悉为良好；操作基本正确，程序基本熟悉为及格；不符合操作要求或超出操作时限为不及格。

（二）双眼包扎训练

双眼包扎主要有三角巾包扎、毛巾包扎和绷带包扎等方法。

（1）训练目的　双眼包扎的训练目的是使消防人员正确、熟练地掌握双眼包扎的操作程序和方法。

（2）场地器材　在训练场上放置 1 张椅子、无菌敷料若干块、1 块三角巾。

（3）操作程序

1）消防人员列队，面向指挥员。

2）听到"预备"的口令，第一名消防人员出列，站在伤员背后，准备操作。

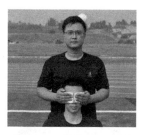

图 3-11　盖敷料示意图

3）听到"开始"的口令，出列消防人员将两块无菌敷料分别置于双眼受伤部位，如图 3-11 所示。

4）令伤员双手扶住无菌敷料，可用硬质眼罩保护眼睛，将三角巾叠成四指宽带形，中点置于枕骨凸起上方，沿耳上绕至双眼，如图 3-12a 所示；将三角巾窄带在双眼处交叉，如图 3-12b 所示；再由耳下绕至枕骨凸起下方，打结固定，如图 3-12c 所示。

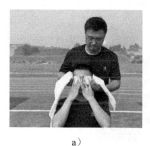
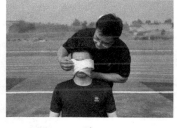
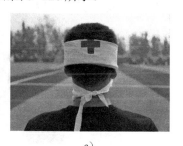

a）　　　　　　　　　b）　　　　　　　　　c）

图 3-12　双眼包扎示意图

5）训练结束，消防人员举手示意喊"好"。

6）听到"收操"的口令，消防人员返回队列。

（4）操作要求

1）三角巾缠绕松紧合适，以免压迫双眼，引起心跳骤停。

2）伤处要加盖敷料，不得用弹力绷带。

3）如眼部为爆炸伤，需要采用硬眼罩防护，再进行包扎处理。

（5）成绩评定　操作完全正确，程序熟悉为优秀；操作正确，程序较熟悉为良好；操作基本正确，程序基本熟悉为及格；不符合操作要求或超出操作时限为不及格。

（三）胸部包扎训练

胸部包扎主要有单胸包扎、双胸包扎等方法。

（1）训练目的　胸部包扎的训练目的是使消防人员正确、熟练地掌握胸部包扎的操作程序和方法。

（2）场地器材　在训练场上放置 1 张椅子、无菌敷料若干块、1 块三角巾。

（3）操作程序　胸部包扎操作程序以双胸包扎为例。

1）消防人员列队，面向指挥员。

2）听到"预备"的口令，第一名消防人员出列，站在模拟伤员面前，准备操作（图 3-13）。

3）听到"开始"的口令，出列消防人员将两块无菌敷料置于胸部受伤部位，令伤员双手按住，如图 3-14 所示；再将三角巾底边折叠成燕尾式，燕尾夹角约 100°，如图 3-15 所示；燕尾披在双肩上，燕尾夹角对准颈前正中部，如图 3-16a 所示；燕尾顶角系一根带子，绕过胸部在背后打双平结，将一燕尾角过肩拉紧，绕过横带后向上提起，与另一燕尾角打结，如图 3-16b 所示。

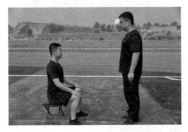 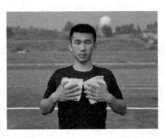 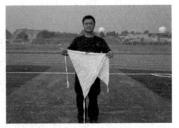

图 3-13　模拟伤员示意图　　　图 3-14　盖敷料示意图　　　图 3-15　三角巾对折示意图

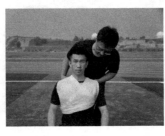 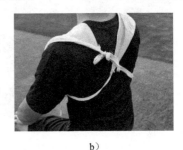

a)　　　　　　　　　　　　　　　　　b)

图 3-16　胸部包扎示意图

4）训练结束，消防人员举手示意喊"好"。

5）听到"收操"的口令，消防人员返回队列。

（4）操作要求

1）不得将三角巾缠绕过紧。

2）此方法适用于双肩部、双胸部包扎和背部包扎。

（5）成绩评定　操作完全正确，程序熟悉为优秀；操作正确，程序较熟悉为良好；操作基本正确，程序基本熟悉为及格；不符合操作要求或超出操作时限为不及格。

（四）腹部包扎训练

腹部包扎主要有单三角巾包扎、腹带包扎等方法。

（1）训练目的　腹部包扎的训练目的是使消防人员正确、熟练地掌握腹部包扎的操作程序和方法。

（2）场地器材　在训练场上放置 1 张垫子、1 副医用手套、无菌敷料若干块、无菌生理盐水、2 块三角巾、1 卷绷带。

（3）操作程序　腹部包扎操作程序以三角巾包扎为例。

1）消防人员列队，面向指挥员。

2）听到"预备"的口令，第一名消防人员出列，站在模拟伤员右侧臂部，准备操作。

3）听到"开始"的口令，出列消防人员戴上医用手套。

4）用大块无菌敷料浸泡无菌生理盐水，拧至半干，覆盖在伤口上，如图3-17所示。

5）用三角巾做环形圈，圈的大小以能将腹内脱出包扎物环套为宜，将环形圈环套脱出物，如图3-18所示。

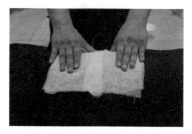

图3-17　盖敷料示意图

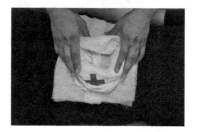

图3-18　三角巾做环形圈示意图

6）然后用无菌托盘将环形圈扣住，如图3-19所示。

7）最后用三角巾包扎腹部，如图3-20所示。

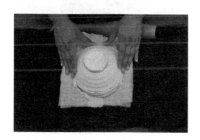

图3-19　扣托盘示意图

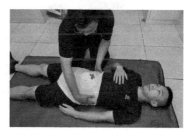

图3-20　三角巾包扎示意图

8）训练结束，消防人员举手示意喊"好"。

9）听到"收操"的口令，消防人员返回队列。

（4）操作要求

1）现场不得对伤口进行清创。

2）伤口的表面不得涂抹任何药物。

3）密切观察伤员的意识、呼吸和循环体征。

（5）成绩评定　操作完全正确，程序熟悉为优秀；操作正确，程序较熟悉为良好；操作基本正确，程序基本熟悉为及格；不符合操作要求或超出操作时限为不及格。

（五）臀部包扎训练

臀部包扎主要有单臀部包扎、双臀部包扎等方法。

（1）训练目的　臀部包扎训练目的是使消防人员正确、熟练地掌握臀部包扎的操作程序和方法。

（2）场地器材　在训练场上放置无菌敷料若干块、1块三角巾。

（3）操作程序　臀部包扎操作程序以单臀部包扎为例。

1）消防人员列队，面向指挥员。

2）听到"预备"的口令，第一名消防人员出列，站在模拟伤员右侧后部，准备操作。

3）听到"开始"的口令，出列消防人员将无菌敷料覆盖在伤口上，让伤员用手按住敷料，如图 3-21 所示。

    4）将三角巾顶角盖住臀部，如图 3-22 所示。

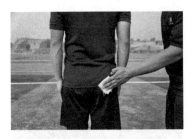
图 3-21　盖敷料示意图

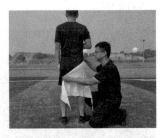
图 3-22　三角巾示意图

    5）顶角系带在裤袋底处围腿绕住，如图 3-23 所示。

    6）下侧底角上翻至对侧腰部和另一底角在腰部打结固定，如图 3-24 所示。

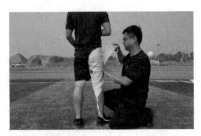
图 3-23　臀部包扎示意图一

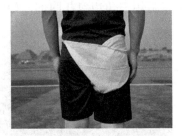
图 3-24　臀部包扎示意图二

    7）训练结束，消防人员举手示意喊"好"。

    8）听到"收操"的口令，消防人员返回队列。

    （4）操作要求

    1）现场不得对伤口进行清创。

    2）伤口的表面不得涂抹任何药物。

    （5）成绩评定　操作完全正确，程序熟悉为优秀；操作正确，程序较熟悉为良好；操作基本正确，程序基本熟悉为及格；不符合操作要求或超出操作时限为不及格。

（六）手部包扎训练

    手部包扎主要有"8"字包扎、螺旋包扎和三角巾包扎等方法。

    （1）训练目的　手部包扎的训练目的是使消防人员正确、熟练地掌握手部包扎的操作程序和方法。

    （2）场地器材　在训练场上放置 1 张方凳、无菌敷料若干块、1 块三角巾。

    （3）操作程序　手部包扎操作程序以三角巾包扎为例。

    1）消防人员列队，面向指挥员。

    2）听到"预备"的口令，第一名消防人员出列，站在模拟伤员左侧，准备操作。

    3）听到"开始"的口令，出列消防人员将三角巾平铺于方凳上，将伤员的手放在中间，手指对顶角，两指间放置无菌敷料，如图 3-25 所示；把顶角上翻盖住手背，如图 3-26 所示；然后两角在手背交叉，如图 3-27 所示；围绕腕关节在手背上打结，如图 3-28 所示。

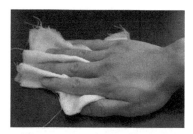

图 3-25 手指间敷料示意图

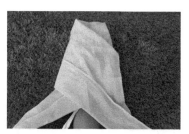

图 3-26 顶角翻盖手背示意图

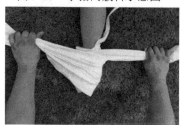

图 3-27 两角在手背交叉示意图

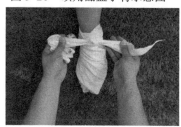

图 3-28 打结示意图

4）训练结束，消防人员举手示意喊"好"。

5）听到"收操"的口令，消防人员返回队列。

（4）操作要求

1）不要将三角巾缠绕过紧。

2）要经常检查肢体血运情况。

（5）成绩评定 操作完全正确，程序熟悉为优秀；操作正确，程序较熟悉为良好；操作基本正确，程序基本熟悉为及格；不符合操作要求或超出操作时限为不及格。

（七）膝肘部包扎训练

（1）训练目的 膝肘部包扎的训练目的是使消防人员正确、熟练地掌握膝肘部包扎的操作程序和方法。

（2）场地器材 在训练场上放置 1 张椅子、无菌敷料若干块、1 块三角巾。

（3）操作程序

1）消防人员列队，面向指挥员。

2）听到"预备"的口令，第一名消防人员出列，站在模拟伤员右侧前方，准备操作，如图 3-29 所示。

3）当听到"开始"的口令，出列消防人员将无菌敷料置于膝（肘）部，如图 3-30 所示；再将三角巾折成四指宽，如图 3-31 所示；盖住膝（肘）关节，如图 3-32a 所示；在膝（肘）高处交叉后，两端返绕膝（肘）关节，在外侧打结，如图 3-32b 所示。

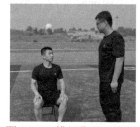

图 3-29 模拟伤员示意图

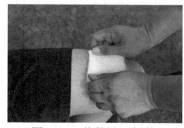

图 3-30 盖敷料示意图

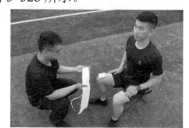

图 3-31 折三角巾示意图

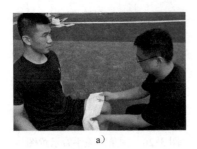
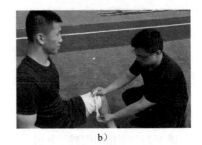

a）   b）

图 3-32　包扎示意图

4）训练结束，消防人员举手示意喊"好"。

5）听到"收操"的口令，消防人员返回队列。

（4）操作要求

1）不得将三角巾缠绕过紧。

2）经常检查肢体血运情况。

（5）成绩评定　操作完全正确，程序熟悉为优秀；操作正确，程序较熟悉为良好；操作基本正确，程序基本熟悉为及格；不符合操作要求或超出操作时限为不及格。

第三节　固　　定

一、骨折的判断

骨折是指骨的连续性和完整性的中断。骨折是灾害发生时最常见的创伤，现场救护对骨折的伤病员必须进行临时固定。正确的固定可以防止骨折断端损伤周围的血管、神经和重要脏器，固定还可以减轻伤病员的疼痛，有利于伤病员的搬运及后续确定性治疗。对于脊柱骨折的伤病员给予固定可防止脊髓损伤。急救固定的目的不是骨折复位，而是防止骨折端移动，所以刺出伤口的骨折端不应该送回。固定时动作要轻巧，固定要牢靠，松紧要适度，皮肤与夹板之间要垫适量的软物。

骨折的判断：现场急救时，因条件有限，常常只能用简单的方法判断是否有骨折伤。

1）用手指轻按伤处，有疼痛加剧或可摸到骨折断端者，搬运伤员时疼痛更加剧烈者。

2）受伤部位或伤肢已变形，伤肢比健肢已缩短或明显弯曲或有其他位置异常者。

3）受伤部位有明显肿胀，肢体不能活动或有活动性疼痛。

4）稍移动肢体，骨折端有骨摩擦音，但切不可为了检查骨摩擦音而试验搬移骨折肢体，以免增加伤者痛苦或并发症如刺伤血管、神经等。

5）肿胀及皮下淤血：骨折由于附近软组织损伤和血管破裂，可出现肿胀及皮下淤血。

二、固定的材料及方法

（一）固定材料

1. 夹板

夹板是目前骨折固定中最常用的急救材料，因其使用方便而得到了广泛普及。以往使用的铁丝夹板在定型后要裹以棉花软垫,而后用绷带自上而下地缠包伤肢。上臂、前臂骨折均可使用。而目前多使用塑形夹板,其优点是牢固、轻巧、携带方便、可随意变形,适合各种部位的骨折固定。圆筒形充气气囊适用于长骨骨折,其充气夹板不仅对伤肢有加压作用,同时还能起到一定的止血作用。但其缺点在于透气性差、吸水性差,炎热天气时不宜使用,在寒冷天气则要注意伤肢的保温。

2. 负压气垫

负压气垫为片状双层塑料膜,膜内装有特殊高分子材料,使用时用片状膜包裹骨折肢体,使肢体处于需要固定的位置,然后向气阀抽气,气垫立刻变硬达到固定作用。

3. 其他简易材料

如特制的颈部固定器、股骨骨折的托马固定架,紧急时就地取材的竹棒、木棍、树枝等。

(二)固定方法

1. 前臂骨折固定

用两块夹板(紧急情况下可用木板、木棒、竹板等替代)分别放在掌侧和背侧,若只有一块就放于背侧,加垫子,用手帕、布条或三角巾叠成带状,在骨折上端、下端分别绑扎固定,然后用三角巾或腰带将前臂悬吊于胸前。也可以用一块合适的夹板置于伤肢下面,用两块带状三角巾或绷带把伤肢和夹板固定,再用一块燕尾三角巾悬吊伤肢,最后再用一条带状三角巾两底边分别绕胸背于健侧腋下打结固定。

2. 上臂骨折固定

在上臂外侧放一块木板,加垫子,用两条布带分别绑扎固定骨折上下端,然后用三角巾、腰带将前臂悬吊于胸前。也可以用两条三角巾和一块夹板先将伤肢固定,然后用一块燕尾式三角巾中间悬吊前臂,使两底角上绕颈部后打结,最后用一条带状三角巾分别经胸背于健侧腋下打结。

3. 肘关节骨折固定

当肘关节弯曲时,用两条带状三角巾和一块夹板把关节固定。当肘关节伸直时,可用一块夹板,一卷绷带或一块三角巾把肘关节固定。

4. 股骨骨折固定

先脱下伤肢的鞋袜,用两块木板,长木板置于外侧腋下到外踝,短木板从大腿根部内侧到内踝,在腋下、膝关节、踝关节骨突起部位放棉垫保护,夹板空隙处用柔软物填充。用七条宽布条或三角巾叠成带状,先绑扎骨折上下两端,然后绑扎腋下、腰部、髋部、小腿及踝部。最后用"8"字法固定足踝部。

5. 下肢骨折固定

用两块木板置于伤肢两侧,固定方法同大腿骨折基本相同,在小腿骨折上下两端、大腿、足踝绑扎四根布带,也可以用对侧健肢进行固定。

6. 骨盆骨折固定

伤病员呈仰卧位,双下肢屈曲,双膝下放置软垫,将三角巾置于臀后,顶角朝下,两底角向前绕骨盆在下腹部打结,顶角经会阴部拉至下腹部于两底角连接处打结。两膝部之间加垫子，用宽条捆扎固定。

7. 脊柱骨折固定

（1）颈椎骨折固定　先用颈托固定颈部制动，采取轴向移动身体，翻转伤员时，尽量采用原木滚动法，搬运时采取手锁翻转法，配合水平搬运，如果伤员没有意识，一定要检查气道和呼吸，采取必要生命支持措施，再搬运，开放气道时，又要考虑颈部制动固定。

（2）胸椎、腰椎骨折固定　使伤员平直仰卧在硬质木板或其他板上，在伤处垫一薄枕，使脊柱稍向上突，然后用几条带子把伤员固定，使伤员不能左右转动。

（3）肋骨骨折固定　方法同胸部外伤包扎。

（4）锁骨骨折固定　将两条四宽的带状三角巾，分别环绕两侧肩关节，于背后打结，再分别将三角巾的底角拉紧，在两肩过度后张的情况下，在背后将底角拉紧打结。

（5）异物固定　当异物例如刀、钢条、弹片等刺入人体时，不应该在现场拔出，这样有大出血的危险，要把异物固定，使其不能移动，避免引起继发损伤。

（三）固定注意事项

1）凡有可疑的骨折伤病员，均应妥善固定。

2）肢体与夹板之间用棉垫子垫好，以防软组织损伤。

3）夹板长度要超过骨折部位上、下两个关节。

4）指尖或趾尖要暴露在外，以便观察末梢血液循环状况。

5）开放性骨折断端外露，不可拉动，不要将其还纳至伤口内，现场不要冲洗伤口或上外用药物，仅进行止血、包扎、畸形固定。

6）救护员固定前应对现场的安全进行评估，若现场不安全，应将伤病员搬运至安全地区后再固定。

7）对长骨、大关节伤、肢体挤压伤和大块软组织伤，用夹板固定，也可因地制宜，就地取材，做临时性固定或借助躯干、健肢固定。

8）转送之前应该写出固定的开始时间，对固定过程的简单描述，便于入院后医生快速判断做出下一步治疗。

三、固定的训练

（一）颈椎骨折固定训练

（1）训练目的　颈椎骨折固定的训练目的是使消防人员正确、熟练地掌握颈椎骨折固定的操作程序和方法。

（2）场地器材　在训练场上放置 1 张垫子、1 只颈托。

（3）操作程序

1）消防人员列队，面向指挥员。

2）当听到"预备"的口令，前两名消防人员出列，站在模拟伤员右侧，准备操作，如图 3-33 所示。

3）听到"开始"的口令，一名消防人员操作，另一名消防人员充当助手。

4）助手上前跪于伤员头顶上方，上身前倾，双手中指和食指分别置于患者两耳前后，指尖稍用力，上臂与伤员身体纵轴平行，向上固定伤员头颅，需注意保持颈椎处于中轴线位，不可前后弯曲或旋转颈椎，如图3-34所示。

5）操作者用左手丈量伤员颈部高度，如图3-35所示；调整颈托，如图3-36所示；将颈托凹槽置于伤员下颌，下端紧贴伤员胸骨柄，如图3-37a所示；颈托的后半部分应轻柔地从其颈部后方穿过，不能扰动颈椎，以免意外造成伤员脊髓损伤导致高位截瘫，如图3-37b所示。

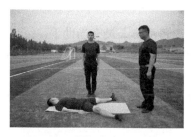

图3-33　模拟伤员示意图

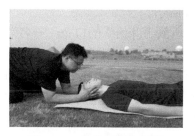

图3-34　牵引头部示意图

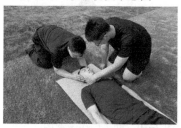

图3-35　测量颈部高度示意图

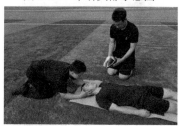

图3-36　调整颈托示意图

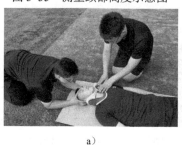

a）

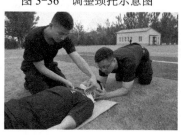

b）

图3-37　固定颈托示意图

6）训练结束，操作消防人员举手示意喊"好"。

7）听到"收操"的口令，两名消防人员返回队列。

（4）操作要求

1）固定松紧度适宜，以免影响血液循环。

2）颈托与皮肤之间应加衬垫。

3）检查时发现伤员颈部疼痛、四肢瘫痪，应考虑有颈部损伤，要立即固定。

（5）成绩评定　操作完全正确，程序熟悉为优秀；操作正确，程序较熟悉为良好；操作基本正确，程序基本熟悉为及格；不符合操作要求或超出操作时限为不及格。

（二）前臂骨折固定训练

（1）训练目的　前臂骨折固定的训练目的是使消防人员正确、熟练地掌握前臂骨折固定的操作程序和方法。

（2）场地器材　在训练场上放置1张椅子、1块夹板、1块衬垫、1块三角巾。

（3）操作程序

1）消防人员列队，面向指挥员。

2）听到"预备"的口令，前两名消防人员出列，站在模拟伤员左侧，准备操作，如图3-38所示。

3）听到"开始"的口令，一名消防人员操作，另一名消防人员充当助手。

4）助手两手分别托住伤员手和肘关节，如图3-39所示；操作者将一块夹板放上衬垫，置于前臂外侧，让助手托住夹板，如图3-40所示；分别用绷带在骨折两远端固定，再固定骨折两近端，所有的结都打在外侧夹板上，如图3-41所示；然后用三角巾悬吊于颈部，如图3-42所示。

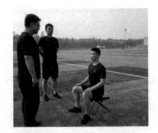
图3-38　模拟伤员示意图

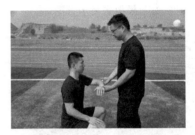
图3-39　助手操作示意图

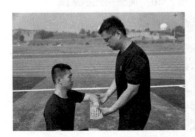
图3-40　垫夹板示意图

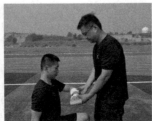
图3-41　绷带固定示意图

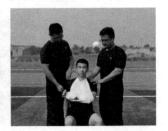
图3-42　大悬臂带示意图

5）训练结束，操作消防人员举手示意喊"好"。

6）听到"收操"的口令，两名消防人员返回队列。

（4）操作要求

1）固定松紧度适宜，以免影响血液循环。

2）固定四肢时，要露出指（趾）端。

3）夹板与皮肤之间加衬垫保护。

4）固定必须牢固可靠，夹板长度要超过骨折部的上下两个关节。

5）伤肢远端略高于近端，以利于血液循环和消肿。

6）对于前臂骨折的固定，在固定前不要移动伤肢。

（5）成绩评定　操作完全正确，程序熟悉为优秀；操作正确，程序较熟悉为良好；操作基本正确，程序基本熟悉为及格；不符合操作要求或超出操作时限为不及格。

（三）锁骨骨折固定训练

（1）训练目的　锁骨骨折固定的训练目的是使消防人员正确、熟练地掌握锁骨骨折固定的操作程序和方法。

（2）场地器材　在训练场上放置1张方凳、1根锁骨固定带。

（3）操作程序

1）消防人员列队，面向指挥员。

2）听到"预备"的口令，第一名消防人员出列，站在模拟伤员背部，准备操作。

3）听到"开始"的口令，出列消防人员将锁骨固定带安放在伤员肩部，双手握住伤员双肩向后牵引，同时用一膝关节顶住伤员脊柱，让伤员保持体位，再将锁骨固定带固定。

4）训练结束，消防人员举手示意喊"好"。

5）听到"收操"的口令，消防人员返回队列。

（4）操作要求

1）固定松紧度适宜，以免影响血液循环。

2）在腋窝皮肤与锁骨固定带之间加衬垫保护。

（5）成绩评定　操作完全正确，程序熟悉为优秀；操作正确，程序较熟悉为良好；操作基本正确，程序基本熟悉为及格；不符合操作要求或超出操作时限为不及格。

（四）肱骨干骨折固定训练

（1）训练目的　肱骨干骨折固定的训练目的是使消防人员正确熟练地掌握肱骨干骨折固定的操作程序和方法。

（2）场地器材　在训练场上放置1张方凳、2块夹板、4根绷带、2块三角巾。

（3）操作程序

1）消防人员列队，面向指挥员。

2）听到"预备"的口令，前两名消防人员出列，一名消防人员站在模拟伤员左侧，另一名消防人员充当助手站在模拟伤员前面，准备操作。

3）听到"开始"的口令，助手托住伤员肘关节和左手，如图3-43所示；操作者先将一块衬垫放在夹板上，再置于上臂外侧，从肘部到肩部，如图3-44所示；让助手扶着，用绷带或三角巾先固定两端，再固定中间，如图3-45所示；屈肘位悬吊前臂，再用绷带或三角巾由上臂中部固定于胸壁，如图3-46所示；指端外露，以便检查甲床血液循环。

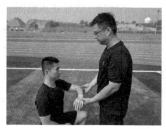

图3-43　助手操作示意图

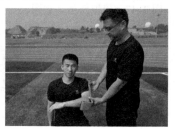

图3-44　安装夹板示意图

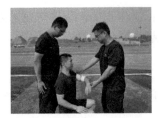

图 3-45　绷带固定示意图

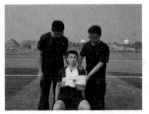

图 3-46　小悬臂带示意图

4）训练结束，操作消防人员举手示意喊"好"。

5）听到"收操"的口令，两名消防人员返回队列。

（4）操作要求

1）固定松紧度适宜，以免影响血液循环。

2）夹板与皮肤之间应加衬垫。

3）固定必须牢固可靠，夹板长度要超过骨折部的上下两个关节。

4）伤肢远端略高于近端，以利于血液循环和消肿。

（5）成绩评定　操作完全正确，程序熟悉为优秀；操作正确，程序较熟悉为良好；操作基本正确，程序基本熟悉为及格；不符合操作要求或超出操作时限为不及格。

（五）骨盆骨折固定训练

（1）训练目的　骨盆骨折固定的训练目的是使消防人员正确、熟练地掌握骨盆骨折固定的操作程序和方法。

（2）场地器材　在训练场上放置 1 张软垫、3 块三角巾、2 块衬垫。

（3）操作程序

1）消防人员列队，面向指挥员。

2）听到"预备"的口令，前两名消防人员出列，一名消防人员站在模拟伤员右侧，准备操作，另一名消防人员充当助手，于伤员左膝关节外侧，如图 3-47 所示。

3）听到"开始"的口令，助手将伤员双腿屈曲，扶住双膝关节，操作者将软垫放置于伤员两膝下，如图 3-48 所示；用三角巾底边从臀后下向上拉至腰部，如图 3-49a 所示；两底角拉紧打结，如图 3-49b 所示；再将顶角拉紧在两底角打结处打结，如图 3-49c 所示。

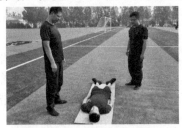

图 3-47　模拟伤员示意图

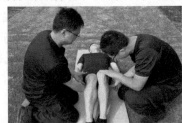

图 3-48　放软垫示意图

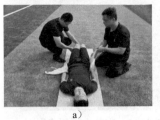

a)

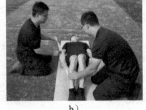

b)

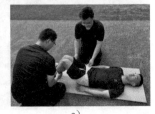

c)

图 3-49　三角巾包扎示意图

4）在两膝关节内侧之间放置衬垫，将三角巾叠成 10cm 宽，捆扎膝关节，内踝间加放衬垫，将三角巾叠成 10cm 宽，"8"字捆扎固定，如图 3-50 所示。

5）训练结束，操作消防人员举手示意喊"好"。

6）听到"收操"的口令，两名消防人员返回队列。

（4）操作要求

1）固定松紧度适宜，以免影响血液循环。

2）在膝内侧、内踝骨凸出部之间加衬垫保护。

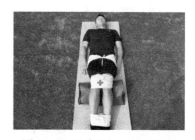

图 3-50　骨盆骨折固定示意图

（5）成绩评定　操作完全正确，程序熟悉为优秀；操作正确，程序较熟悉为良好；操作基本正确，程序基本熟悉为及格；不符合操作要求或超出操作时限为不及格。

（六）股骨干骨折固定训练

（1）训练目的　股骨干骨折固定的训练目的是使消防人员正确、熟练地掌握股骨干骨折固定的操作程序和方法。

（2）场地器材　在训练场上放置 1 张垫子、2 块夹板、8 根布带、6 块衬垫。

（3）操作程序

1）消防人员列队，面向指挥员。

2）听到"预备"的口令，前两名消防人员出列，一名消防人员站在模拟伤员右侧近大腿部，准备操作，另一名消防人员充当助手，站于伤员足侧，如图 3-51 所示。

3）听到"开始"的口令，助手沿伤员身体纵轴方向扶住伤肢。

4）操作者用 1 块长夹板从伤侧腋窝到外踝、1 块短夹板从大腿根内侧到内踝放好，在腋下、膝关节、踝关节内侧骨凸出部放衬垫保护，如图 3-52 所示；再用 7 条布带从躯干至足部固定，如图 3-53 所示。先固定骨折上下两端，然后固定膝、踝、腋下和腰部，如图 3-54 所示。

5）训练结束，操作消防人员举手示意喊"好"。

6）听到"收操"的口令，两名消防人员返回队列。

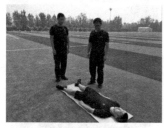

图 3-51　准备示意图

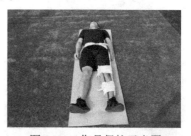

图 3-52　伤员保护示意图

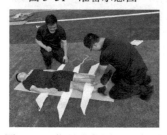

图 3-53　伤员准备固定示意图

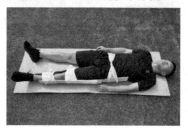

图 3-54　伤员固定示意图

（4）操作要求

1）固定松紧度适宜，以免影响血液循环。

2）夹板与骨凸出部皮肤之间加衬垫保护。

3）固定必须牢固可靠，夹板长度要超过骨折部的上下两个关节。

4）伤肢远端略高于近端，以利于血液循环和消肿。

（5）成绩评定 操作完全正确，程序熟悉为优秀；操作正确，程序较熟悉为良好；操作基本正确，程序基本熟悉为及格；不符合操作要求或超出操作时限为不及格。

（七）小腿骨折固定训练

（1）训练目的 小腿骨折固定的训练目的是使消防人员正确、熟练地掌握小腿骨折固定的操作程序和方法。

（2）场地器材 在训练场上放置1张垫子、2块夹板、6根布带、5块衬垫。

（3）操作程序

1）消防人员列队，面向指挥员。

2）听到"预备"的口令，前两名消防人员出列。一名消防人员站在模拟伤员左侧近小腿部，准备操作，另一名消防人员充当助手，蹲于伤员足侧。

3）听到"开始"的口令，助手沿伤员身体纵轴方向扶住伤肢，如图3-55所示。

4）操作者将2块夹板分别放在伤侧大腿中部到足底，如图3-56所示，在膝关节、踝关节内侧骨凸出部放衬垫保护，再用布带从大腿至足部固定，先固定骨折上下两端，大腿中部、膝下和踝关节部打结固定，如图3-57所示，双足用布带做"8"字形固定，如图3-58所示。

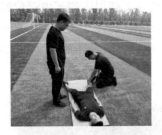

图3-55 模拟伤员示意图

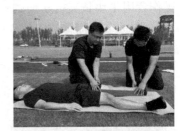

图3-56 放置夹板示意图

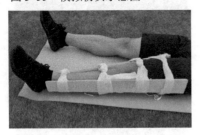

图3-57 夹板固定示意图

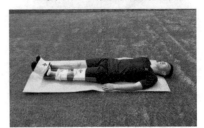

图3-58 小腿骨折固定示意图

5）训练结束，操作消防人员举手示意喊"好"。

6）听到"收操"的口令，两名消防人员返回队列。

（4）操作要求

1）固定松紧度适宜，以免影响血液循环。

2）夹板与骨凸出部皮肤之间加衬垫保护。

3）固定必须牢固可靠，夹板长度要超过骨折部的上下两个关节。

4）伤肢远端略高于近端，以利于血液循环和消肿。

（5）成绩评定 操作完全正确，程序熟悉为优秀；操作正确，程序较熟悉为良好；操作基本正确，程序基本熟悉为及格；不符合操作要求或超出操作时限为不及格。

第四节 搬 运

现场搬运应依据伤病员不同的伤情，灵活选用搬运方法，否则会引起伤病员不适甚至危害。搬运时要能随时观察伤情，一旦病情变化可立即抢救。搬运时多采用单人或多人徒手拖、拉、背、抱等方法。若伤病员伤势较重不能行走时应采用担架搬运，对可疑脊柱骨折或脱位伤员，宜采用硬板担架（或木板）搬运，不宜采用徒手搬运，以免搬运过程中发生新的脊髓损伤，引起不可逆的截瘫。

一、搬运的材料及方法

（一）搬运材料

随着科技的迅猛发展，搬运的方法与工具均发生了巨大的改变。设备全面、性能良好的急救车和救护艇船以及直升急救机、空中医院飞机、海上医院船已成为重要的医疗运输和应急救治的有力工具。担架则是伤病员搬运的最常用工具。

（1）折叠楼梯式担架 便于在狭窄的走廊、曲折的楼梯里搬运。

（2）折叠铲式担架 常用于脊柱损伤的伤者现场运输，是一类医用专业担架，担架双侧均可打开，将伤者铲入担架。

（3）真空固定担架 依据伤病员的身体形状，通过自动抽气成形固定，便于各种复合伤的伤员搬运。

（4）漂浮式吊篮担架 用于水面上急救或空中转送，将伤者固定于垂直的位置保证头部完全露出水面。

（5）脊柱固定板 轻巧方便，使用高强度中空塑料制成，可在水面漂浮，可以配合头部固定器、颈托等器材使用。

（6）帆布担架 应用最为广泛的担架之一。伤者躺在上面舒适度较高，特别适用于头部受伤的伤员。禁止用于脊柱损伤伤员的搬运。

（7）自制担架

1）木板担架：在伤者骨折情况下使用。木板可用门板、柜门、桌面板等硬质平板替代。

2）毛毯担架：在伤者无骨折的情况下使用。毛毯可用床单、被罩、雨衣等替代。

3）简易担架：在户外现场应用中应尽可能使用木板搭架。对于骨折的病人，在病情严重时急用。

4）绳索担架：用两根木棒将结实的绳索交叉缠绕在其之间，两端打结系牢。

5）衣物担架：用两根木棒将大衣袖翻向内成两管，木棒插入其中，衣物整理平整。

（二）搬运方法

正确的搬运方法将有助于保护伤病员避免遭受进一步的伤害。以下是搬运过程中应遵循的搬运原则：第一，迅速观察受伤现场和判断伤情；第二，做好伤者现场的急救，先救命后治伤；第三，应先止血、包扎、固定后，再搬运；第四，伤者体位要适宜；第五，尽量减少严重创伤者的不必要移动；第六，颈部要固定，骨关节、脊柱避免弯曲和扭动，以免加重损伤；第七，动作轻巧、迅速，避免不必要的震动；第八，在搬运过程中，密切观察伤者生命体征变化，保持呼吸道通畅，防止窒息；第九，寒冷季节注意保暖，但意识不清或感觉障碍的伤病员忌用热水袋，避免烫伤。

1．徒手搬运

徒手搬运不需要任何器材，在狭小地方往往只能用此方法。

（1）单人背法搬运　让伤员上肢抱住自己的颈部，伤员的前胸紧贴自己的后背，用双手托住伤员大腿中部。此法适用于体重较轻及神志清楚伤员的搬运。

（2）单人抱法搬运　将伤员上肢搭在自己肩上，然后一手抱伤员的腰，另一手肘部托起大腿，手掌托其臀部。此法适用于体重较轻及神志不清的伤员的搬运。

（3）双人拉车式　一人双上肢分别托住伤员的腋下，另一人托住伤员的双下肢，此法适用于非脊柱伤病人的搬运。

（4）多人平托法搬运　几个人分别托住伤员的颈、胸腰、臀部、腿，一起抬起，一起放下，此法适用于脊柱伤伤员。

（5）拖行法　现场环境危险，搬运路程较近，可采用毛毯拖行、衣服拖行、腋下拖行等方法搬运。

（6）爬行搬运　将伤病员双手交叉用布料捆绑于胸前，救护员骑跨于伤病员躯干两侧将伤病员捆绑的双手套于救护员的颈部，使伤病员的头、颈、肩部离开地面，救护员爬行前进。

2．器材搬运

（1）担架搬运　担架虽是搬运伤员的主要工具，但因其太长，一般家庭不易使用。但对于脊柱骨折或脊柱脱位患者的搬运，必须使用硬板担架或木板进行，通常将硬板担架（或木板）置于伤病员一侧，一人双手抱头两侧轴向牵引颈部，有条件时带上颈托，另外三个人在伤病员的同一侧，双手分别在伤病员的肩背部、腰臀部、膝踝部，伸到伤病员的对侧，四人同时用力，将脊柱保持呈中立位（一条直线上），平稳地将伤病员抬起，放到硬板担架上。

（2）其他器材搬运　可用椅子、毯子、木板等进行，要注意看护伤员或扎好安全带，防止翻落，上下楼梯时尽可能使伤员体位接近水平，并使伤员的头部处于略高位。

3．搬运体位

（1）颅脑伤伤员　使伤员取侧卧位，若只能平卧位时，头要偏向一侧，以防止呕吐物或舌根下坠阻塞气道。

（2）胸部伤伤员　使伤员取坐位，有利于伤员呼吸。

（3）腹部伤伤员　使伤员取半卧位，双下肢屈曲，有利于放松腹部肌肉，减轻疼痛和防止腹部内脏脱出。

（4）脊柱伤伤员　使伤员一定要保持平卧位，应该用多人平托法搬运，同时抬起，同时放下。千万不能双人拉车式或单人背抱搬运，否则会引起脊髓损伤以致造成肢体瘫痪。

4．搬运注意事项

（1）保护伤病员

1）不能使伤病员摔下。由于搬运时常需要多人，所以要避免用力先后或不均衡，较好的方法是由一人指挥或叫口令，其他人全心协力。

2）预防伤病员在搬运中继发损伤。重点是对骨折病人，要先固定后搬运，固定方法见外伤固定术。

3）防止因搬运加重病情。重点是对呼吸困难的病人，搬运时一定要使病人头部稍后仰开放气道，不能使头部前屈而加重气道不畅。

（2）保护自身

1）保护自身腰部。搬运体重较重伤病员时，会发生搬运者自身的腰部急性扭伤，科学的搬运方法是搬运者先蹲下，保持腰部挺直，使用大腿肌肉力量把伤病员抬起，避免弯腰时使用较薄弱的腰肌直接用力。

2）避免自身摔倒。有时搬运伤病员要上下楼，或要经过高低不平的道路或路滑的地方，所以一定要一步步走稳，避免自身摔倒，既伤了自己又会祸及伤病员。

二、搬运的训练

伤员搬运训练是为了使消防人员熟悉灾害现场伤员搬运的正确方法，主要有徒手搬运方法训练和担架搬运方法训练。

（一）徒手搬运方法训练

徒手搬运方法训练，是对于转运路程较近、病情较轻、无骨折的伤员所采用的搬运方法。有拖行法、扶行法、背运法、抱持法、爬行法、杠桥式等。

1．拖行法

拖行法是在现场环境危险，必须将伤员移到安全区域时使用的方法。

（1）训练目的　拖行法训练目的是使消防人员能够正确、熟练地掌握拖行法的操作程序和方法。

（2）场地器材　在训练场上放置1张垫子。

（3）操作程序

1）消防人员列队，面向指挥员。

2）听到"预备"的口令，第一名消防人员出列，站在模拟伤员头顶侧，准备操作，如图3-59所示。

3）听到"开始"的口令，消防人员将伤员的手臂横放于胸前，如图3-60所示。

4）然后消防人员的双臂置于伤员的腋下，双手紧抓住伤员手臂，缓缓向后拖行，如图3-61所示。

5）或者将伤员外衣扣解开，衣服从背后反折，中间段托住颈部，拉住缓慢向后拖行，如图 3-62 所示。

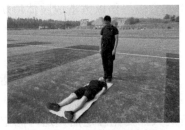

图 3-59　模拟伤员示意图

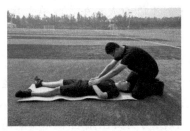

图 3-60　手臂横放于胸前示意图

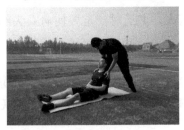

图 3-61　拖行法示意图一

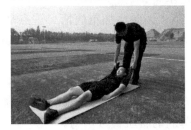

图 3-62　拖行法示意图二

6）训练结束，消防人员举手示意喊"好"。

7）听到"收操"的口令，消防人员返回队列。

（4）操作要求

1）迅速观察现场和判断伤员伤情。

2）做好伤员现场的救护，先救命后治伤。

3）应先止血、包扎、固定后再搬运。

4）伤员体位要适宜，不要无目的地移动伤员。

5）保持脊柱及肢体在一条轴线上，防止损伤加重。

6）动作要轻巧、迅速，避免不必要的震动。

7）注意伤情变化，并及时处理。

（5）成绩评定　操作完全正确，程序熟悉为优秀；操作正确，程序较熟悉为良好；操作基本正确，程序基本熟悉为及格；不符合操作要求或超出操作时限为不及格。

2．扶行法

扶行法可用来扶助伤势轻微并能自己行走的清醒伤员。

（1）训练目的　扶行法训练目的是使消防人员能够正确、熟练地掌握扶行法的操作程序和方法。

（2）场地器材　在训练场上放置 1 张垫子。

（3）操作程序

1）消防人员列队，面向指挥员。

2）听到"预备"的口令，第一名消防人员出列，站在模拟伤员身体右侧，准备操作，如图 3-63 所示。

3）听到"开始"的口令，消防人员将伤员靠近自己右侧的手臂抬起，置于自己颈部，若伤员为卧位或坐位，同样先将伤员右臂置于自己颈部，消防人员右手紧握伤员的手臂，左手扶住伤员的腰，缓缓站立，如图3-64所示。

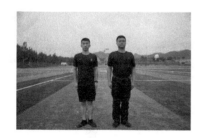

图3-63　模拟伤员示意图

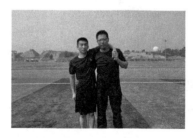

图3-64　扶行法示意图

4）消防人员外侧的手紧握伤员的手臂，另一手扶住伤员的腰，使伤员身体略靠着自己，步调一致，向前行走。

5）训练结束，消防人员举手示意喊"好"。

6）听到"收操"的口令，消防人员返回队列。

（4）操作要求

1）迅速观察现场和判断伤员伤情。

2）做好伤员现场的救护，先救命后治伤。

3）应先止血、包扎、固定后再搬运。

4）伤员体位要适宜，不要无目的地移动伤员。

5）动作要轻巧、迅速，避免不必要的震动。

6）注意伤情变化，并及时处理。

7）疑有脊柱、骨盆、双下肢骨折时，不能让伤员试行站立。

（5）成绩评定　操作完全正确，程序熟悉为优秀；操作正确，程序较熟悉为良好；操作基本正确，程序基本熟悉为及格；不符合操作要求或超出操作时限为不及格。

3．背运法

背运法可用来运送伤势轻微、不能自己行走及不能采用抱持法的清醒伤员。

（1）训练目的　背运法训练目的是使消防人员能够正确、熟练地掌握背运法的操作程序和方法。

（2）场地器材　在训练场上放置1张垫子。

（3）操作程序

1）消防人员列队，面向指挥员。

2）听到"预备"的口令，第一名消防人员出列，站在模拟伤员右侧，准备操作。

3）听到"开始"的口令，消防人员蹲下，将伤员右臂外展90°，如图3-65所示。

4）然后坐于伤员臀部右侧，将左小腿置于伤员右小腿上方、左小腿下方，如图3-66所示。

5）再躺在伤员右侧，用左手握住伤员左前臂，如图3-67所示。

6）迅速向右翻转身体，使伤员伏于自己背部，如图3-68所示。

7）站起后，将伤员背离现场，如图3-69所示。

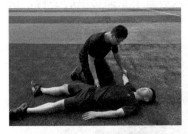
图 3-65　背运伤员示意图一

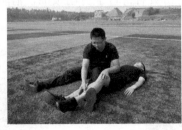
图 3-66　背运伤员示意图二

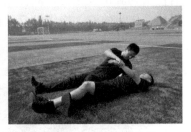
图 3-67　背运伤员示意图三

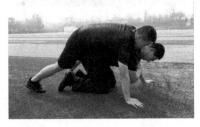
图 3-68　背运伤员示意图四

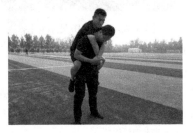
图 3-69　背运伤员示意图五

8）训练结束，消防人员举手示意喊"好"。

9）听到"收操"的口令，消防人员返回队列。

（4）操作要求

1）迅速观察现场和判断伤员伤情。

2）做好伤员现场的救护，先救命后治伤。

3）应先止血、包扎、固定后再搬运。

4）疑有肋骨骨折的伤员，不能采用背运法。

5）动作要轻巧、迅速，避免不必要的震动。

6）注意伤情变化，并及时处理。

（5）成绩评定　操作完全正确，程序熟悉为优秀；操作正确，程序较熟悉为良好；操作基本正确，程序基本熟悉为及格；不符合操作要求或超出操作时限为不及格。

4．抱持法

抱持法是用于运送受伤儿童和体重轻的伤员的方法。

（1）训练目的　抱持法训练目的是使消防人员能够正确、熟练地掌握抱持法的操作程序和方法。

（2）场地器材　在训练场上放置 1 张垫子。

（3）操作程序

1）消防人员列队，面向指挥员。

2）听到"预备"的口令，第一名消防人员出列，站在模拟伤员右侧，准备操作。

3）听到"开始"的口令，消防人员一手臂托伤员腰部，另一手臂托大腿，如图 3-70 所示；将伤员抱起，如图 3-71 所示。

4）训练结束，消防人员举手示意喊"好"。

5）听到"收操"的口令，消防人员返回队列。

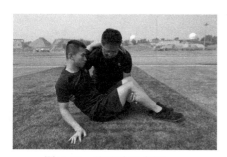

图 3-70 抱持法示意图一

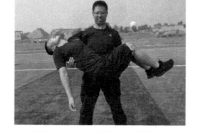

图 3-71 抱持法示意图二

（4）操作要求

1）迅速观察现场和判断伤员伤情。

2）做好伤员现场的救护，先救命后治伤。

3）应先止血、包扎、固定后再搬运。

4）疑有肋骨骨折的伤员，不能采用抱持法。

5）动作要轻巧、迅速，避免不必要的震动。

6）注意伤情变化，并及时处理。

（5）成绩评定　操作完全正确，程序熟悉为优秀；操作正确，程序较熟悉为良好；操作基本正确，程序基本熟悉为及格；不符合操作要求或超出操作时限为不及格。

5．爬行法

爬行法是适用于在狭小的空间及火灾烟雾现场伤员的搬运方法。

（1）训练目的　爬行法训练目的是使消防人员能够正确、熟练地掌握爬行法的操作程序和方法。

（2）场地器材　在训练场上放置 1 张垫子。

（3）操作程序

1）消防人员列队，面向指挥员。

2）听到"预备"的口令，第一名消防人员出列，站在模拟伤员右侧，准备操作。

3）听到"开始"的口令，消防人员将伤员的双手用布带绑于胸前，如图 3-72 所示。

4）消防人员骑跨跪于伤员的胸部，如图 3-73 所示；将伤员的双手套于颈部，使伤员的头、颈、肩部离开地面，消防人员双手着地，如图 3-74 所示。

5）消防人员拖带爬行前进，如图 3-75 所示。

6）训练结束，消防人员举手示意喊"好"。

7）听到"收操"的口令，消防人员返回队列。

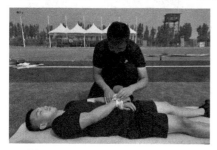

图 3-72　双手用布带绑于胸前

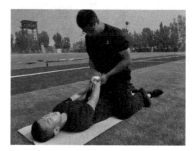

图 3-73　骑跨跪于胸部

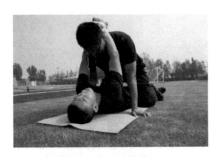

图 3-74　双手着地

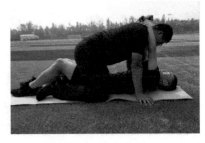

图 3-75　拖带爬行

（4）操作要求

1）迅速观察现场和判断伤员伤情。

2）做好伤员现场的救护，先救命后治伤。

3）应先止血、包扎、固定后再搬运。

4）伤员体位要适宜，不要无目的地移动伤员，保持脊柱及肢体在一条轴线上，防止损伤加重。

5）动作要轻巧、迅速，避免不必要的震动。

6）注意伤情变化，并及时处理。

（5）成绩评定　操作完全正确，程序熟悉为优秀；操作正确，程序较熟悉为良好；操作基本正确，程序基本熟悉为及格；不符合操作要求或超出操作时限为不及格。

6．杠桥式

杠桥式是由两名救护者操作的搬运方法。

（1）训练目的　杠桥式训练目的是使消防人员能够正确、熟练地掌握杠桥式的操作程序和方法。

（2）场地器材　在训练场上放置 1 张垫子。

（3）操作程序

1）消防人员列队，面向指挥员。

2）听到"预备"的口令，前两名消防人员出列，分别站在模拟伤员背后的左右两侧，准备操作，如图 3-76 所示。

3）听到"开始"的口令，两人呈蹲位，各自用右手紧握左手腕，左手再紧握对方右手腕，组成手座杠桥，如图 3-77 所示。

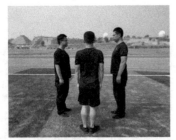

图 3-76　模拟伤员示意图

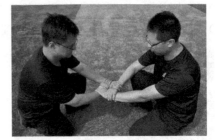

图 3-77　手座杠桥示意图

4）让伤员坐于杠桥上，如图 3-78 所示；两名消防人员慢慢抬起、站立，用外侧脚一同起步搬运，如图 3-79 所示。

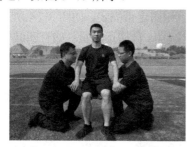

图 3-78　伤员坐于杠桥上

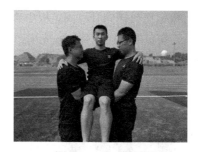

图 3-79　杠桥式搬运

5）训练结束，两名消防人员举手示意喊"好"。

6）听到"收操"的口令，两名消防人员返回队列。

（4）操作要求

1）迅速观察现场和判断伤员伤情。

2）做好伤员现场的救护，先救命后治伤。

3）应先止血、包扎、固定后再搬运。

4）疑有肋骨骨折的伤员，不能采用杠桥式。

5）动作要轻巧、迅速，避免不必要的震动。

6）注意伤情变化，并及时处理。

7）疑有脊柱、骨盆、双下肢骨折时，不能让伤员试行站立。

（5）成绩评定　操作完全正确，程序熟悉为优秀；操作正确，程序较熟悉为良好；操作基本正确，程序基本熟悉为及格；不符合操作要求或超出操作时限为不及格。

（二）担架搬运方法训练

担架是现场救护搬运中最方便的使用工具，由 2～4 名人员操作，按救护搬运的正确方法将伤员移上担架，需要时做好固定。担架分为折叠楼梯担架、折叠铲式担架、真空固定担架、漂浮式吊篮担架、脊柱固定板、帆布担架及自制担架等。本节主要介绍脊柱固定板和帆布担架的训练。

1. 脊柱固定板

（1）训练目的　脊柱固定板搬运法的训练目的是使消防人员能够正确、熟练地掌握使用脊柱固定板搬运伤员的操作程序和方法。

（2）场地器材　在训练场上放置 1 副脊柱固定板担架。

（3）操作程序

1）消防人员列队，面向指挥员。

2）听到"预备"的口令，前四名消防人员出列，1 名站在模拟伤员头顶侧，另 3 名消防人员并排站在模拟伤员右侧，分别紧靠伤员肩背部、腰臀部、膝踝部，准备操作，如图 3-80 所示。

3）听到"开始"的口令，站在模拟伤员头顶侧的消防人员跪下，双手掌抱住头部两侧，轴向固定颈部，如有颈部损伤，先用颈托固定，再用头部固定器或布带固定，如图 3-81 所示；另 3 名消防人员单膝跪地，靠近肩背部的消防人员将伤员双上肢放置于胸腹部，3 人将双手掌从模拟伤员身体和下肢下伸到对侧，如图 3-82 所示；4 名消防人员同时用力，保持脊柱为同一轴线，平稳地将模拟伤员托向脊柱固定板中央，如图 3-83 所示；用固定带固定，如图 3-84 所示。如有骨盆骨折，伤员取仰卧屈膝位，先用三角巾或宽绷带固定盆骨，再搬运伤员；如有四肢骨折，先将四肢固定，再搬运伤员；如有出血、内脏脱出，先进行止血、包扎，再搬运伤员。

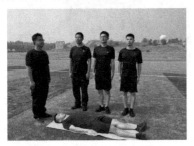

图 3-80　模拟伤员示意图

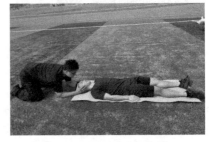

图 3-81　颈部固定示意图

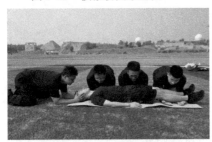

图 3-82　托举伤员示意图

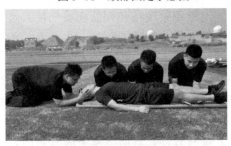

图 3-83　固定伤员示意图

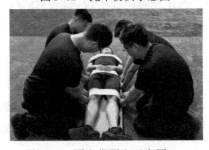

图 3-84　固定带固定示意图

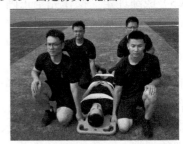

图 3-85　脊柱固定板抬起示意图

4）4 名消防人员手握脊柱固定板，同时用力，水平抬起脊柱固定板，如图 3-85 所示。

5）伤员的头部向后，足部向前，以便后面抬担架的救护人员观察伤员的变化。抬脊柱固定板的人的脚步要行动一致，向高处抬时，前面的人要将脊柱固定板放低，使伤员保持水平状态，向低处抬则相反，如图 3-86 所示。

6）训练结束，4 名消防人员举手示意喊"好"。

7）听到"收操"的口令，4 名消防人员返回队列。

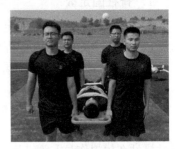

图 3-86　脊柱固定板搬运示意图

（4）操作要求

1）搬运要平稳，避免强拉硬拖，防止损伤加重。尤其要保持脊柱轴位稳定，防止损伤脊髓。

2）疑有脊柱骨折时，不得采用背、抱、抬的错误方法。

3）转运途中要密切观察伤员的呼吸、脉搏变化，随时调整止血带和固定物的松紧度，防止皮肤压伤和缺血坏死。

4）要将伤员妥善固定在担架上，防止头部扭动和过度颠簸。

5）通常情况下伤员采取平卧位，若伤员昏迷，则头部应偏向一侧，有脑脊液耳漏、鼻漏时，头部应抬高30°。

6）现场如无担架，可制作简易担架，并注意禁忌事项。

（5）成绩评定　操作完全正确，程序熟悉为优秀；操作正确，程序较熟悉为良好；操作基本正确，程序基本熟悉为及格；不符合操作要求或超出操作时限为不及格。

2. 帆布担架

（1）训练目的　帆布担架搬运法的训练目的是使消防人员能够正确、熟练地掌握使用帆布担架搬运伤员的操作程序和方法。

（2）场地器材　在训练场上放置1副帆布担架。

（3）操作程序

1）消防人员列队，面向指挥员。

2）听到"预备"的口令，前四名消防人员出列，1名消防人员站在模拟伤员头顶侧，另3名消防人员并排站在模拟伤员右侧，分别紧靠伤员肩背部、腰臀部、膝踝部，准备操作。

3）听到"开始"的口令，站在模拟伤员头顶侧的消防人员跪下，双手掌抱住头部两侧，轴向牵引颈部，另3名消防人员单膝跪地，靠近肩背部的消防人员将伤员双上肢放置于胸腹部，3名消防人员将双手掌从模拟伤员身体和下肢下伸到对侧，4名消防人员同时用力，保持脊柱为同一轴线，平稳地将模拟伤员托向帆布担架中央。如有颈部损伤，需用颈托固定，再用沙袋固定。如无颈托，可就地自制简单护托。方法为：以一本适当厚度的书或杂志，从中间打开，上下两端略修剪呈弧状，在封面、封底以胶带固定数片木片或竹片，在伤员颈部适当护以棉垫后，将书本打开，包绕伤员颈部、固定，即成一简单护托，可起到暂时固定颈部，防止颈椎错位及截瘫发生的作用。如无颈托，颈部两侧用沙袋或衣物等固定。如有骨盆骨折，伤员取仰卧屈膝位，先用三角巾或宽绷带固定骨盆，再搬运伤员；如有四肢骨折，先将四肢固定，再搬运伤员；如有出血、内脏脱出，先进行止血、包扎，再搬运伤员。

4）4名消防人员手握帆布担架，同时用力，水平抬起帆布担架。

5）伤员的头部向后，足部向前，以便后面抬担架的救护人员观察伤员的变化，抬帆布担架的人的脚步要行动一致。向高处抬时，前面的人要将担架放低，使伤员保持水平状态；向低处抬则相反。

6）训练结束，4名消防人员举手示意喊"好"。

7）听到"收操"的口令，4名消防人员返回队列。

（4）操作要求

1）搬运要平稳，避免强拉硬拽，防止损伤加重，尤其要保持脊柱轴位稳定，防止损伤脊髓。

2）疑有脊柱骨折时，不得采用背、抱、抬的错误方法。

3）转运途中要密切观察伤员的呼吸、脉搏变化，随时调整止血带和固定物的松紧度，防止皮肤压伤和缺血坏死。

4）要将伤员妥善固定在担架上，防止头部扭动和过度颠簸。

5）通常情况下伤员采取平卧位，若伤员昏迷，则头部应偏向一侧，有脑脊液耳漏、鼻漏时，头部应抬高30°。

6）现场如无担架，可制作简易担架，并注意禁忌事项。

（5）成绩评定　操作完全正确，程序熟悉为优秀；操作正确，程序较熟悉为良好；操作基本正确，程序基本熟悉为及格；不符合操作要求或超出操作时限为不及格。

第五节　通　气

气道（呼吸道）发生阻塞（梗阻），在数分钟内伤员即因窒息、缺氧而死亡，抢救时必须争分夺秒地除去各种阻塞原因，使气道通畅，称通气术。

一、气道阻塞原因

1）颌、面、额、咽、喉、口腔和颈部火器伤后，血液、血凝块、骨碎片、弹片、碎牙、软组织碎块、呕出物及分泌物甚至泥土等堵塞气道。

2）重型颅脑损伤或火器伤后，伤员深度昏迷，下颌及舌根后坠，口腔分泌物阻塞气道。

3）吸入性损伤，呼吸道与头面部火焰烧伤，喉及气道粘膜水肿。

4）肺部爆震伤。

5）气管外压迫，如额部、颈部软组织损伤，颈部血管伤出血、血肿，组织炎症性水肿，骨折及软组织移位压迫器官。

6）颈部气管、气管伤、血液、分泌物及食物吸入气管致气管内异物阻塞引起窒息。

二、气道阻塞判断

1）有受伤病史，并可见头、面、颈部某处有创伤。

2）面色及口唇因缺氧致青紫，呼吸困难，有痰鸣或气道阻塞呼吸急促声。

3）检查，伤员呈痛苦貌，烦躁不安、四肢舞动，或口腔部有创伤所导致的血液、血凝块、组织碎屑堵塞等情况；脉快而弱；如为颅脑伤则深度昏迷，脉快而沉，呼吸受阻而有鼾声；如呼吸受阻时间较长，窒息者，如未及时救治，先呼吸停止，后心跳停搏。

三、通气方法

（一）手指掏出术

手指掏出术适用于口腔内气道阻塞，多为面颌部伤。具体方法是：使用交叉指头技巧张开伤病者口腔，把拇指指头放于伤病者的上颌门齿，而食指指头则放于下颌门齿；拇指往上推、食指往下推，以此交叉动作打开伤病者口部；用手指伸入口腔内将碎骨片、碎组织片、血凝块、泥土、分泌物等掏出。有条件的可用吸引管吸净口内液体，止血。气道通畅呼吸正常后将舌牵出固定，或用口咽通气管、鼻咽导管放入口腔后固定，将伤员置于侧卧位或俯卧位才能后送，如图3-87所示。

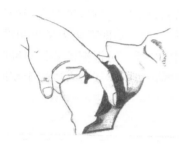 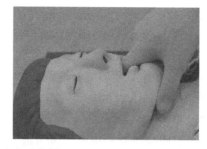

图3-87　手指掏出术示意图

（二）托下颌角术

托下颌角术适用于颅脑损伤或火器伤后舌根后坠者，伤员深度昏迷而窒息。急救方法是：伤员取仰卧位，急救者用双手托起伤员两侧下颌角，解除呼吸道阻塞；如仍有呼吸异常，迅速用手指掰开上下颌，掏出或吸出口内分泌物、血液或血凝块。呼吸道通畅后取俯卧位，如图3-88所示。

（三）环甲膜穿刺术

1．适应症

环甲膜穿刺是为危重病人开放气道的急救措施之一，可用于气管内滴药、吸痰、吹氧、人工呼吸等，并可为建立正规人工呼吸气道赢得时间。

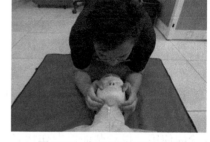

图3-88　托下颌角术示意图

2．方法

（1）方法一　不具备条件时，迅速摸清病人颈部的两个隆起，第一个隆起是甲状软骨（俗称喉结），第二个隆起是环状软骨，在这两个之间的凹陷处就是环甲膜穿刺点，如图3-89所示。找到穿刺点后，用一个或几个较粗大的注射针头，垂直刺入，当针尖进入气管后（有突破感），再顺气管方向稍往下推行，让针末端暴露于皮肤表面，用胶布固定，随后送医院抢救。

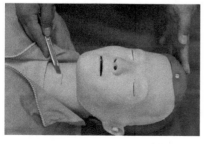 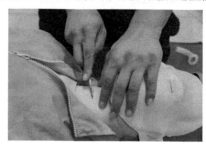

图3-89　环甲膜穿刺术示意图

如果当时没有注射针头，即以环甲膜穿刺点为中心，由左向右做一横形切口（无手术刀，用其他小刀也可），切口长约2～3cm，儿童酌情缩短，切开环甲膜后，再用一根橡皮管或其他圆形管状物（如两头通气圆珠笔杆、比较光滑的细小的塑料管等），顺切口插入气管，随后将露出皮肤以外的部分加以固定，以防通气管坠入气管，然后急送医院。

（2）方法二　具备无菌用物时，让病人仰卧，待皮肤消毒后，戴无菌手套、铺无菌洞巾，待局部皮肤、皮下组织穿刺的部位麻醉，以左手拇指和食指固定好气管左右两侧，先做一小皮肤切口，右手持套管针经小凹陷处垂直穿刺，通过气管前壁后即有阻力顿失和进入空腔感，抽时有空气，同时病人呛咳，均为达管腔之征，穿刺成功后，可根据需要拔出针芯，留置导管，也可通过套管留置塑料导管或硅胶管，留置管的固定可用丝线缝合固定于皮肤，然后用无菌纱布覆盖。

3．注意事项

1）环甲膜穿刺可并发出血、皮下或纵膈气肿甚至食管穿孔等，应注意预防。

2）穿刺时不要损伤喉部。必须肯定刺入喉腔时才能注射药物。

3）如需注入药物，应以等渗盐水配制，pH 适宜，以减少对气管的刺激。

4）如发生皮下气肿或少量咯血，可进行对症处理。

（四）环甲膜切开术

环甲膜切开术适应症同环甲膜穿刺术。第一，用尖刀片或其他锐利刀片横向切开甲状软骨和环状软骨间皮肤，长约 3cm；第二，露出环甲膜，切开环甲膜长约 1cm；第三，用刀柄或止血钳撑开切口，用吸痰管吸净气道内血液及分泌物，使气道空气通畅后放入气管导管或橡胶管；第四，固定好气管导管或橡胶管。

（五）口咽通气导管

口咽通气导管是一种弧形的仪器，通常用塑胶制造。导管设有凸缘用以紧贴伤病者的口唇，其余部分弯向咽喉。口咽通气导管的设计，是用以维持一条畅通的气道。配合口咽通气导管的使用，以袋装面罩向伤病者灌气会更加容易。导管有大小不同的尺码，以适合婴儿、小孩及成人。为伤病者选择合适的尺码，可以将导管置于伤病者的脸旁，如果通气导管凸缘的底部转角刚好在颌角舌根部，即表示气喉的尺码正确。

使用口咽通气导管，可以使气道维持畅通，使呼吸能够继续；如果伤病者不能够呼吸，可利用口咽气管替伤病者保持一条畅通的气道，帮助有效地灌气。口咽通气导管可以解除牙齿及口唇造成的阻碍，如图 3-90 所示。

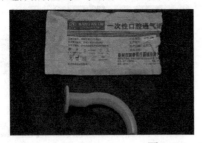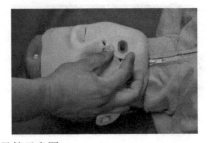

图 3-90　口咽通气导管示意图

（六）垂俯压腹法

从背侧用双手臂围抱伤员上腹部，将伤员提起使其上半身垂俯，间歇用力压腹，促使上呼吸道堵塞物吐出、咯出。

（七）击背法

使伤员上半身前倾或半俯卧，施术者一手拖住伤员胸部，另一手以掌重击背部，促使其咳出上呼吸道的堵塞物。

四、通气的训练

（一）推颌通气训练

（1）训练目的　推颌通气训练的目的是使消防人员能够正确、熟练地掌握推颌通气法的操作程序和方法。

（2）场地器材　在训练场上放置1具心肺复苏模拟人，垫子1块。

（3）操作程序

1）消防人员列队，面向指挥员。

2）听到"预备"的口令，第一名消防人员出列，站在模拟人头顶处，靠近头部准备操作，如图3-91所示。

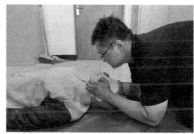

图3-91　靠近头部操作示意图

3）听到"开始"的口令，出列消防人员双腿跪立于伤病者头顶后的位置，使用交叉指头技巧张开伤病者口腔，如图3-92所示。

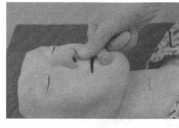 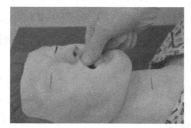 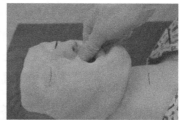

图3-92　使用交叉指头技巧张开口腔示意图

4）双手手肘放于伤病者头部两旁，轻轻把双手放在伤病者脸庞两侧。

5）把双手食指放在两边下颌骨角后面，双手拇指则放在两边颧骨最高处，其他手指及手掌自然地摆放，以稳定伤病者头部。

6）用腕力将双手手指一齐往上推起下颌，并同时用拇指把下颌骨向下推，张开伤病者口部，如图3-93所示。

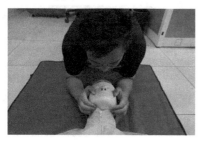 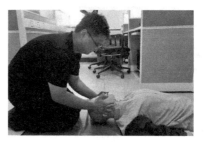

图3-93　推颌通气操作示意图

7）训练结束，消防人员举手示意喊"好"。

8）听到"收操"的口令，消防人员返回队列。

（4）操作要求

1）应使用心肺复苏模拟人训练。

2）正确使用交叉指头技巧打开口腔。

3）推起下颌部时切勿过分伸展伤病者颈部。

（5）成绩评定　操作完全正确，程序熟悉为优秀；操作正确，程序较熟悉为良好；操作基本正确，程序基本熟悉为及格；不符合操作要求或超出操作时限为不及格。

（二）插口咽通气导管训练

（1）训练目的　插口咽通气导管训练的目的是使消防人员能够正确、熟练地掌握插口咽通气导管的操作程序和方法。

（2）场地器材　在训练场上放置 1 具心肺复苏模拟人、1 块垫子、1 个口咽通气导管。

（3）操作程序

1）消防人员列队，面向指挥员。

2）听到"预备"的口令，第一名消防人员出列，站在模拟人头顶处，靠近头部准备操作。

3）听到"开始"的口令，出列消防人员双腿跪下，跪于伤病者头部右侧的位置，使用交叉指头技巧张开伤病者口腔。

4）检查口腔、咽喉是否有分泌物、异物，如有，需要使用抽吸法或指抠法清除。

5）把口咽通气导管末端朝向伤病者上颚，如图 3-94 所示。

6）插口咽通气导管，沿伤病者上颚滑进，直至受到上颚阻碍为止。切勿把伤病者的舌头推进咽喉，如图 3-95 所示。

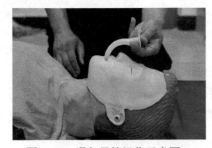 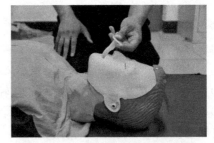

图 3-94　通气导管操作示意图　　　　图 3-95　插入通气导管示意图

7）把口咽通气导管如图 3-96 所示作 180°转动，令气喉末端向下指向伤病者的喉部。

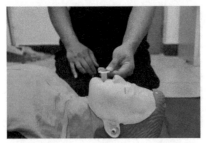 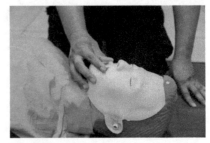

图 3-96　旋转通气导管示意图

8）训练结束，消防人员举手示意喊"好"。

9）移除口咽通气导管时，应以插入导管的步骤倒序进行，顺口腔的形状轻轻把气喉拉出，但不需旋转，以略微向外及向下方滑出，以免伤及伤病者的口腔。

10）听到"收操"的口令，消防人员返回队列。

（4）操作要求

1）正确使用交叉指头技巧打开口腔。

2）插入口咽人工气喉时，必须避免用力进入。

3）勿让口唇夹在牙齿及口咽通气导管之间。

4）替伤病者插入口咽通气导管后，尽可能置伤病者于复原卧式。

（5）成绩评定　操作完全正确，程序熟悉为优秀；操作正确，程序较熟悉为良好；操作基本正确，程序基本熟悉为及格；不符合操作要求或超出操作时限为不及格。

> **小贴士**
>
> 　　灾害现场的伤病员往往容易惊慌失措，作为救助人员，除了要保持自身冷静、理智之外，还要注意对伤病员进行安慰、疏导，使其情绪尽快稳定下来，尽量减轻灾害对其心理上的影响。

第四章 心肺复苏与心脏除颤

第一节 心肺复苏

一、心肺复苏的创立

急救的目的是"救死扶伤"，而救命最重要、最关键的技术即是"心肺复苏"。为"救命"而赋予如此重任的心肺复苏术，却只有 50 年的历史。当代，将心肺复苏称为"世界第一救命技术"，无论是常态下还是突发灾害时期，它都是现场最为重要的救命医学救援技术。

在 20 世纪 60 年代以前，心肺复苏术基本上不存在。呼吸心跳骤停，往往因麻醉过深等医疗意外事故发生在手术台上，其他原因导致的猝死也发生在医院内才有可能进行抢救。实施当时条件下的复苏，因对象少、技术差，效果也多不理想。而在医院外的环境如家庭、公共场所，一旦发生呼吸心跳骤停，现场人员无从下手，只有等医生来后才能进行处理。而医生到达现场不仅时间长，到达后也经常是束手无策，抢救时机丧失殆尽。20 世纪 60 年代前，人工呼吸采用压胸、压背等方法，呼吸复苏效果很差；对心脏骤停，在现场没有抢救措施，所以复苏成功率极低。

1950 年，美国医生彼得·沙法（Peter Safar）等人通过阅读一位助产士用口对口通气的方法复苏刚出生的婴儿等资料，使他们"再次发现了"这一方法。1958 年沙法医生等证实了口对口通气的有效性。1960 年考恩（Kovwenhoren）医生等发现用力胸外按压可得到明显的动脉搏动，于是胸外心脏按压术产生了。几年后，沙法和考恩通过偶然的谈话，认为同时作胸外按压与口对口通气是合理的。因为口对口吹气人工呼吸法的应用、推广与普及，使得呼吸（肺）复苏在现场的实施得到了保证。胸外心脏按压的应用、推广与普及，为心肺复苏及时有效地实施得到了保证，两者有机协调配合进行，使得氧气进入血液循环，含氧血液灌注心、脑等重要脏器，给人体复苏提供了可能。不久，沙法医生把这两种方法结合起来即心肺复苏。鉴于这种方法十分简单，使得它能广为传播。心肺复苏术所带来的结果是："在美国和欧洲，每天平均能挽救 1000 例院外猝死病人"。所以，沙法医生被称为"心肺复苏之父"。

随着心肺复苏术的不断推广普及，猝死抢救成功的病例越来越多，使得不少在日常生活中生命处在濒死边缘的病人被抢救过来。所以，学习心肺复苏的知识与技能，在关键时刻可"救人一命"。在灾害群体伤害时的复苏，也取得了显著的成效。心肺复苏被称为当代"第一救命技术"。

心肺复苏术是当前世界各国大力普及的重要急救技术。自 20 世纪 70 年代中，心肺复苏在世界各国被大力倡导和推行，心肺复苏术很快"入世"。心肺复苏术是在生命垂危时采取的行之有效的急救措施，它对因突发急症、意外事故导致的即将或刚刚停止的呼吸、心跳的恢复，是一种"救命技术"。心肺复苏术培训一般需要 1～2 天，通常 2～3 年后再复训一次，所以到 20 世纪 80 年代，成了欧美等发达国家可谓"无人不知"的救命术。我国自 20 世纪 70 年代中开始起步，但直至 80 年代后才得到较快发展。

由于心肺复苏的英文为 Cardiopulmonary Resuscitation（CPR），故通常均用此英文缩写，即 CPR，并以书面正式文件、学术论著及口语在全世界通用，国际上第一本 CPR 教科书由彼得·沙法和尼克·勃克切编著。

二、实施心肺复苏的对象

心肺复苏主要是针对突然发生呼吸心跳停止伤病员的有效急救技术。日常生活中最常见的是"猝死"者（猝死的众多原因中以心脏猝死最为常见），以及不少本来在健康正常的生活、工作，因遭遇突发灾害事件、意外伤害而导致呼吸循环骤停者。

追溯复苏的由来，可以理解为是"猝死"才需要复苏。寿终正寝的"生理死亡"或者"老死""病入膏肓"等不治之症的死亡，用"心肺复苏"或"复苏"这一观念是不确切的。因为从科学的定义出发，根据生物学的自然规律，人死是不可能救活的，即人死不能复活。

突然引起循环骤停，如急性心肌梗死导致心室纤颤，以及意外伤害突发事件如触电、漏水、塌方、急性中毒等致心跳呼吸骤停，人体的功能并未达到"山穷水尽"之时，此时要争分夺秒，抓住抢救时机，对处在濒死阶段，呼吸、心跳即将停止或刚刚停止，处在临床死亡阶段（俗称"假死状态"），而并未进入生物学死亡阶段（即"真死阶段"）的病人，挽救生命（即"复苏"）既是必须的，也是可能的。这是科学精神与人道主义的结合，是帮助他人的最高风格。所以，一个城市、一个地区、一个社区、一个集体，心肺复苏普及率的高低也是衡量社会风尚、文明程度的标志之一。

三、心肺复苏的科学、人道内涵

心肺复苏，是 20 世纪医学走出科学殿堂、走出医院，走向社会、走到社区、走上家庭、走进人群最为成功也是最受欢迎的医学知识和技能。它有高深的科学理论和研究成果、临床实践、专业教育，更有广泛的群众基础和推广价值。

在发达国家，人们对心肺复苏可谓家喻户晓、妇孺皆知，警察、消防体系及公共服务人员更需学习其相关知识，掌握其操作方法。

根据权威资料报道，美国至 2000 年，心肺复苏的规范培训人数已达 7000 万人次。

心肺复苏是对不该终止的生命的抢救，是对"人生最宝贵的生命"的呵护，是使生命重现辉煌的点燃，是社会人道真情的闪光。心肺复苏具有丰富的科学内涵和深刻的哲理。所以，心肺复苏走入了社会、社区以及灾害现场。对人群进行心肺复苏的教育和培训，体现了人道伦理上的高尚、友爱与民主，融入着专家学者们的科学精神、学术水平、职业道德和教育成果，再现了我国政府及主管部门对此项工作的重视和支持。

当然，一旦发生危重急症、意外伤害乃至突发事件，"第一目击者"及急救专业人员、医生使用 CPR 的水平和实际能力将会受到严峻、公正、客观的考验。

四、心肺复苏与心血管急救国际指南

全球 110 个国家、地区的医学专家学者，总结心肺复苏创立实践 40 年以及心血管急救的理论经验，历时 8 年多，于 2000 年 9 月，由美国心脏协会（AHA）在美国圣地亚哥主持举行了《2000 年心肺复苏和心血管急救国际指南》（以下简称国际急救指南）发布大会。这部凝聚着全球众多医学专家的心血，以科学为依据，以证据为基础，面向新世纪的重要学术著作，不仅对于急救医学乃至整个医学领域都具有深远影响。

该国际急救指南对 CPR 及 CPR 创始人彼得·沙法教授予以极高评价："鉴于这种方法十分简便，使得它能广为传播。所需要的一切，只是两只手。本方法所带来的希望是，在美国和欧洲，每天平均能挽救近 1000 例院外猝死病人"。

美国心脏协会及国际权威行业、学术团体负责编著的这部国际急救指南，一般每 5 年在原著基础上作一些修订，这是十分可取的与时俱进的科学作风。这部首版的《2000 年心肺复苏和心血管急救国际指南》，分别于 2005 年、2010 年及 2015 年在原著基础上有少许修改，出了修订版。修订是任何一部专著所必要的，它仍保持着原著的科学思想、理论、实践和方法。

我国学者对此国际急救指南也给予了充分的认同，本章即参考了 2000 年版、2005 年版、2010 年版及 2015 年版，并结合我国实际，予以论述。

第二节　胸外心脏按压

一、胸外心脏按压的原理

胸外心脏按压就是用人工的力量，在胸廓外通过胸壁间接地压迫心脏，使心脏被动收缩和舒张，维持血液循环。

心脏虽深居胸廓中，但是心包紧靠着胸骨和肋骨后方。如果在胸骨表面施加一定的压力，这种外力就能使心脏受到按压，达到使心脏被动收缩的目的。在按压心脏时，心脏的血液被挤向大动脉内，然后送到全身，按压放松时，下陷的胸骨、肋骨又恢复到原来位置，心脏被动舒张，同时胸腔容积增大，胸腔负压增加，吸引静脉血回流到心脏，使心室内充满了血液，然后再按压，再放松，反复进行，维持血液循环。

大量的实践经验和研究表明，只要胸外心脏按压及时，采取方法正确，同时配合有效的口对口吹气（人工呼吸），胸外心脏按压效果十分有效。

二、伤病员应取的体位

伤病员取平卧位，背着硬处。要特别指出的是，病人平卧在长沙发、弹簧床、棕床等物体上时，会严重影响胸外心脏按压的效果。因此，必须将病人仰卧平放在硬物体如木板床上，或背部垫上硬塑料板，这样才能使心脏按压行之有效。

三、心脏按压的操作

救护人站（或跪）在病人一侧，对前胸正中、胸骨下 1/2 处进行按压。按压位置的定位，根据我国学者的实践研究指出，简易而确切的方法是将手的中指对着病人颈部下方的凹陷处（相当于针灸时天突穴位），手放在胸廓的正中央，手掌根部紧贴胸壁，手掌的根部正好是胸骨下 1/2 处。另一只手压在此手上，两手掌根重叠，手指相扣、手心翘起，离开胸壁，两臂伸直垂直向下用力按压，借助救护人体重（上半身）的力量，有节奏地进行按压，使胸廓下陷至少 2 英寸（5cm）的深度对普通成人实施胸部按压，同时避免胸部按压深度过大（大于 2.4 英寸，即 6cm）。然后放松，反复进行，施救者应避免在按压间隙倚靠在患者胸上，以便每次按压后使胸廓充分回弹，每分钟以 100～120 次的速率进行按压。

进行按压时，不是整个手掌施压，而是手掌的掌根部用力，并局限在胸骨下段，不可范围过大，以免压断肋骨，刺伤心肺，或扩展到肝脾致破裂损伤。

当胸外心脏按压有效时，可摸到脉搏的搏动随按压节律出现。若病人的心跳已恢复，表明心复苏成功，可停止进行心脏按压。

对婴儿和儿童进行心脏按压时，救护人只用一手掌根，用力要轻，按压深度应至少为儿童患者[包括婴儿（小于一岁）至青春期开始的儿童]胸部前后径的1/3。这大约相当于婴儿 1.5 英寸（4cm），儿童 2 英寸（5cm）。一旦儿童进入了青春期（即青少年），即应采用成人的建议按压深度，即至少 2 英寸（5cm），但不超过 2.4 英寸（6cm）。每分钟按压 100～120 次。

最后，应该十分强调的是，心脏按压是救命的重要技术，必须及时迅速、准确无误地规范操作。

第三节 呼 吸 复 苏

一、呼吸生理

人体对氧气的需求很高，尤其是娇嫩的脑组织、勤劳的心肌，如果呼吸停止，氧气的供应即告中断。体内是没有氧气"仓库"的，即没有能力贮存氧气。所以，如果呼吸停止、血液循环中断，脑的剩氧只够脑细胞用 10s，心脏的剩氧仅够心脏跳动几次。呼吸停止，生命岌岌可危。常温下，氧供应中断超过 4min，脑细胞受到损伤超过 10min，受损严重几乎不可恢复。

鼻腔（包括口腔）是呼吸系统的大门，然后是咽喉，咽喉是气管和食管的岔路口，气体和食物在此分道。再往下是气管、支气管、细支气管。气管连同它无数细微的分支，像一棵枝叶繁茂的大树，经过几级分支到末端，即为肺泡。

肺泡，是无数个像葡萄一样的空泡，组成了肺脏。肺泡与细微的支气管相通，是直接进行气体交换的场所。肺泡与肺泡之间有丰富的毛细血管，肺泡壁与毛细血管紧密相接，壁上有微小的孔隙使气体交换来去自由。进入肺脏的氧气，由肺泡入毛细血管，组织细胞呼出的二氧化碳，从毛细血管到达肺泡。

呼吸活动，概括而言是吸入氧气，呼出二氧化碳，即"吐故纳新"。肺脏经过"吐故纳新"后，血液携带着新鲜氧气流遍全身，供应细胞的需求，进行极其重要的生命活动。

简单复习呼吸生理的意义，在于理解保持呼吸道通畅即开放气道的重要性，呼吸复苏只有在此基础上才能有效进行。

二、呼吸道梗阻及急救

（一）险象丛生的呼吸道梗阻

从咽喉处开始，一直往下到气管、支气管，这条呼吸通路上的任何部位发生严重的梗阻，都可以造成呼吸困难。如果通道完全被阻塞而不能及时畅通，就会迅速引起呼吸停止，生命危在片刻。

近年来随着人们生活水平提高，饮食结构的改变，如多食排骨、鸡块等食物，发生呼吸道（气道）梗阻的情况明显增多，以致《2000年心肺复苏和心血管急救国际指南》作了重点介绍，将"任何患者情况突然恶化的，特别是没有明显原因而突然呼吸停止、发绀、意识不清的年轻病人"称为呼吸道梗阻（FBAO）。

生活中发生呼吸道梗阻并不少见，甚至可以说险象丛生。婴幼儿发生呼吸道梗阻也是常见的，尤其是刚学会走路至 2~4 岁时最多见，此年龄段的小儿气道与食管交叉处的会厌软骨发育不成熟，功能不健全。当孩子口中含物说话、哭笑、打闹和剧烈活动时，很容易将口含物吸入气管引起气管阻塞，导致窒息。小儿吃花生米、黄豆易发生气管异物，由于这两种食品遇水膨胀，不易取出。有时也见硬币、纽扣等气管异物。

随着我国人民生活水平的提高，一些家长对孩子的过分关爱照顾，使孩子好吃零食的现象十分普遍。近年来，果冻小零食备受青睐，吸食果冻很容易发生气管异物，而且它比黄豆、花生米更难以取出，会似软木塞一般将气管堵住，十分危险。

国内外的大量实践表明，在现实生活中，成年人尤其是老年人发生气管异物明显多于儿童。常因进食时说话，尤其是在吃一些大块硬质食物如鸡块、排骨时，速度太快、咀嚼不全、吞咽过猛，以致食物被卡在咽喉部造成呼吸道阻塞窒息。

（二）呼吸道梗阻时病人的表现

因异物（如排骨、鸡块等大块食物，果冻、黄豆、花生米等）误入"支（气）道"致气管堵塞，病人会突然出现刺激性剧烈咳嗽，反射性呕吐，声音嘶哑，呼吸困难。由于异物吸入气管时人会感到极度不适，无法用语言表达，常常不由自主地一手呈"V"字状紧贴于颈部，苦不堪言，这个"V"字成为气管堵塞时的一个特殊典型的体征。

此时，病人在张口时，可以听到异物的冲击声。随着呼吸困难加重，尤其是较大的异物堵住咽喉部、气管大通道处，病人面色青紫，气喘，窒息，很快会出现呼吸停止。

（三）海姆立克急救法——急救的自救互救

亨利·海姆立克教授（Henry J.Heimlich）是美国一位著名的胸外科医生，他在急诊工作中发现，气管异物的急症病人越来越多，他们中的大多数是中老年人，尤其 70 岁左右的老年人发生率最高。据此，他根据自己胸外科医生的丰富临床经验及大量的研究，发明了腹部冲击的急救方法，这是当今全球对解除"完全的呼吸道梗阻"最为提倡、应用最广的急救方法。现在以他名字命名为海姆立克急救法，又称"腹部冲击急救法"。

该方法的原理是，在人的两肺下端，残留着一部分气体，如果冲击腹部——膈肌下软组织，使残留气体形成一股强烈气流，该股气流长驱直入气管，就可将堵塞住气管、咽喉部的异物驱除，从而达到排出气管异物，解除呼吸道梗阻的作用。

具体操作方法：①如果是 3 岁以下孩子，救护人应该马上把孩子抱起来，一只手捏住孩子颧骨两侧，手臂贴着孩子的前胸，另一只手托住孩子后颈部，让其脸朝下，趴在救护人膝盖上。在孩子背上拍 1~5 次，并观察孩子是否将异物吐出。②应用于急救成人，抢救者站在病人背后，用两手臂环绕病人的腰部，然后一手握拳，将拳头的拇指一侧放在病人胸廓下和脐上的腹部。再用另一只手抓住拳头、快速向上重击压迫病人的腹部。重复以上手法直到异物排出。

海姆立克医生将此理论及方法发表在美国医学杂志上，并且身体力行地大量进行普及，在实际抢救中发挥了很好的作用。20 世纪 70 年代，海姆立克急救法由于方法简单、效果很好，从而挽救了大量的气管异物病人，该法由此介绍至全球，并已列入国际急救指南，在我国也作为心肺复苏重要教学培训内容，得到广泛应用。

三、口对口吹气

口对口吹气就是口对口人工呼吸。当病人呼吸停止，而心跳也随之停止或还有微弱的跳动，用人工的方法帮助病人进行呼吸活动，达到气体交换的目的。口对口吹气常用在心脏猝死、气管异物堵塞、溺水、触电、煤气中毒、缢死等呼吸停止的现场。

（一）开放气道

口对口吹气前，首先要开放气道，这是十分重要的第一步，是维持呼吸道通畅，气体自由出入的保障。前面讲的海姆立克急救法也具有"开放气道"作用。

开放气道的方法是：解开病人的领带、衣扣，使病人的头部后仰，如仰头举颏，抬头压额，这样使咽喉部、气道在一条水平线上，易吹进气去。同时迅速清除病人口鼻内污泥、土块、痰、涕、呕吐物，使呼吸道通畅。必须要嘴对嘴吸出堵塞的痰和异物。

（二）吹气方法

吹气方法是在保持气道开放的前提下，救护人深吸一口气，用压额之手的拇指、食指捏住病人鼻孔，双唇将病人嘴包严，再进行口对口吹气，每吹气一次后，放开捏鼻孔之手，使其将气呼出，另外，救护人侧转头，吸入新鲜空气，并观察胸部起伏，再进行第二次吹气，吹气时将嘴闭严。婴幼儿采用口对口（鼻）吹气。

（三）吹气力量及频率

救护者吹气力量的大小依病人的具体情况而定，一般以吹气后病人胸廓略有起伏为宜，吹气量为 800~1200mL。如吹气后，不见胸廓隆起，则可能是吹气力量太小，或呼吸道有阻塞，应采取相应措施纠正。

吹气时也可在唇间覆盖一块干净纱布进行吹气。有条件者，应用简易呼吸口罩，或口对口吹气呼吸面膜，或"S"通气管等，避免与病人的嘴直接接触。一般每分钟吹 10~15 次。如果同时进行胸外按压和人工通气，成人单人抢救和双人抢救按压呼吸比例是 30:2；儿童和婴儿单人抢救时按压呼吸比例为 30:2；双人抢救时为 15:2。

第四节　心肺复苏的实施与停止

一、心肺复苏的实施

在现场采取心肺复苏（CPR）即心脏按压、口对口吹气及心脏除颤等救命措施时，根据情况可以先、后或同时采用，在绝大多数情况下，按压与吹气是同时相伴进行的。

CPR 是挽救生命、尽快恢复已中断的心跳和呼吸的根本措施。暂时用人工的力量使心脏挤出血液，或除去心室纤颤，维持血液循环，使肺脏一呼一吸，吐放二氧化碳，吸进氧气。这样，含氧的血液在全身循环，灌注着组织细胞。在这个人工维持的心跳呼吸过程中，也在刺激或"唤起"心跳呼吸自行恢复。

"唤起"自主心跳和呼吸具有很大的可能性。因为我们面对的是急症，是意外伤害，是顷刻间造成的循环骤停，并非是疾病已发展到不可救药、身体陷入"山穷水尽"的状态。只要抢救方法正确，争分夺秒，挽救生命是可能的。

对于心肺复苏，特别要强调理解急救中的"急"字。身体内没有氧库，脑细胞在常温下如果缺氧 4min 以上，就会受到损伤，超过 10min，脑细胞损伤十分严重，几乎是"不可逆"即"无法恢复"的。这样，即使侥幸被救活，智力也将受到极大影响，甚至成为没有任何意识的"植物人"或"植物状态"。

大量科学资料证实，循环停止 4min 内，实施心脏除颤、CPR 效果好，有将近一半的猝死者可能获得复苏；5~10min 内实施 CPR 者，部分有效；超过 10min 者，效果极差。

由此可见，无论是常态下还是突发灾害事故时，遇到心跳、呼吸骤停的伤病员，在医生到达之前，"第一目击者"的正确施救至关重要，故要抓紧宝贵时间，立即进行心肺复苏。

CPR 要协调进行。在现实生活中，我们通常会遇到气管异物导致呼吸道梗阻，异物较大而不能及时排出，可迅速导致呼吸停止，随之心跳骤停。

急性心肌梗死早期合并心室纤颤，即使没有严重的急性心肌梗死，病人患有冠心病也易突发严重的心律失常、心室纤颤，需要迅速除颤。如果除颤不及时或无效，则会转入心跳骤停，随之呼吸也停止。

上述两种情况证明，心跳、呼吸息息相关，几乎同时停止或虽有先后但却很快停止。所以要在黄金 4min 内立刻实施心肺复苏术。

二、自动除颤的实施

广义而言，现在的最新理念则是心的复苏首先是心脏除颤。无条件时，使用徒手的心前叩击，有条件时则使用自动体外除颤器（automated external defibrillator，AED）。

如果在现场早期使用 AED，复苏成功率则明显提高。大量报道证实生命链中的四个早期措施采取及时，尤其是能在五六分钟内进行心脏除颤、CPR，心脏呼吸骤停抢救成功率可达到 30%~40%，这就是"生命链"四个早期中的"早期除颤"是"生命链"中极为重要一环的缘由。

心肺复苏缺一不可。人工呼吸吸入氧气，要通过心脏按压形成的血液循环流经全身各处，才能送达全身组织，含氧较多的血液，灌注着心脑，进而使其复苏。

三、恢复生命的价值

随着心肺复苏内容的充实，尤其是自动体外心脏除颤器（AED）在现场的广为使用，以及普及范围的扩大，不少濒死的病人被阻止了死亡进程，挽救了生命，重新回到社会，使生命重现辉煌。但是，我们应该看到心肺复苏成功病例的另一侧面：有的病人虽被救活了，但却丧失了生活自理能力，更谈不上为社会服务。有的病人则毫无意识，终年卧床，仅靠输液、鼻饲延续生命，我们称之为"植物人"或"植物状态"。"植物人"或"植物状态"绝非心肺复苏的初衷。

心肺复苏的目的是将濒死或处于临床死亡（假死）状态的病人挽救回来，使其重新恢复生活能力，至少达到生活自理的能力。在这里，有必要解释一下"起死回生"的定义。人死，是不能复生的，这是自然规律。我们说的"死"，是指病人虽已心跳、呼吸停止，但还未进入真正的死亡状态（生物学死亡）。在心跳、呼吸骤停瞬间，以及随后延续的数分钟，甚至 10min 左右的时间内（常温下），病人处于临床死亡状态。如果抓住这迫在眉睫的时机，便有可能挽救濒死病人的生命。

由于心肺复苏实施时间较晚、措施不得力等种种原因，致使部分病人生命虽得到延续，却由于脑细胞损伤过重、过多，无法修复，这样就出现了病人虽然有呼吸、心跳等生命基本生理特征，却没有思维、意识以及肢体的活动，失去了一个正常人生活最基本的条件。状似活人，实已死去，失去了生命存在的基本价值，这是一种令人痛心的结局。

心肺复苏医学的创始人彼得·沙法教授指出："据估计，1/4 的死亡发生于老年或衰老之前，并无不治之症，这代表着复苏成功的可能性。复苏的目标必须是有思想与心理活动的存活，才能保证有质量地生活"。

四、从心肺复苏到心肺脑复苏

进行心肺复苏的目的，绝不是多造成一个"植物人"，而是让病人重新回到社会，投入工作学习中，至少也能恢复其基本的思维和生活能力。这就是近 40 年来，医学家们努力奋斗研究的重点——脑复苏。从心肺复苏到强调心肺脑复苏，这是一个很大的进步。

所谓"脑复苏"，就是尽量减轻脑细胞的损伤，即使因缺氧造成了脑细胞损伤，但是这些损伤是可以修复"逆转"的，最后恢复脑功能。为达到这一目的，首先必须争分夺秒抢救心跳、呼吸骤停的病人，使脑细胞缺氧的时间尽量缩短，同时尽量减少脑细胞对氧气的消耗，增强脑细胞对缺氧的耐受能力。

在现实生活中能够做到的，就是最大限度地普及心肺复苏的急救知识和技能，在公共场所及巡警车、消防车上配备自动体外心脏除颤器（AED），争分夺秒地及早做心脏除颤，尽快进行心肺复苏。没有这方面的知识技能的现场人员，在呼救时可通过呼救电话，得到心肺复苏的医学指导。十分重要的是，城市急救专业机构不能建成医院的模式，城市一定要形成有效的急救网络，急救半径要短，呼救后 4～7min（一般不超过 10min），专业急救人员迅速赶到现场，对病人进行包括心脏除颤在内的心肺复苏，以及实施保护脑细胞的一系列医学处理，这样给脑复苏打下良好的基础，心肺复苏真正的成功率就会越来越高。

真正的心肺复苏的成功，不仅是生命指标的出现，同时也是人的智力的恢复。

五、心肺复苏的停止

关于心肺复苏停止决定权，不同国家有不同的情况。一般而言，在医院，终止 CPR 取决于主治医生。在院外，取决于专业急救人员。

权威的国际指南提出的终止 CPR 标准是：科学研究已经表明，如病情无改善，对成人或儿童延长复苏时间也是不可能成功的，如果已经连续 30min 的高级生命支持后仍无自主循环恢复，则可以停止复苏。然而，任何时间的自主循环恢复，考虑延长复苏时间都是合适的。其他问题，如药物过量和心脏骤停前有严重的低体温（如溺入冰水）等，也应该考虑延长复苏时间。

对于新生儿，如果 15min 后自主循环未恢复，可以停止复苏。经过积极复苏 10min 以上仍无反应，预示着结果极差，存活或无后遗症的可能性很小。

第五节　早期心脏除颤

一、心室纤颤与心脏除颤

近十几年来，大量的实践和研究资料表明，对心脏骤停以及其他猝死者的抢救中，早期进行心肺复苏虽然重要，但是 CPR 对于早期致死性的心室纤维性颤动（简称心室纤颤或室颤）并无直接除颤作用。而十几分钟后，专业人员到来使用心脏除颤器进行除颤，往往为时已晚，难以奏效。若能在灾害事故的现场及早使用心脏除颤器进行除颤，将会大大提高心脏骤停、猝死抢救的成功率。

（一）电除颤的生理学基础

1．正常的心律与心室纤颤

心脏的起搏点是窦房结。在正常生理情况下，由窦房结控制心脏的跳动节律和频率，窦房结位于上腔静脉和右心房交界处所构成的沟中，在心外膜深面，呈半月形。成人的窦房结内每分钟产生 60～100 次可传播的动作电位，它的兴奋性最高。随之，沿着固定的路线房室结、房室束传入心室，心室内浦肯野肌纤维起搏细胞就能在心室中引起可传播的动作电位。

当心脏发生了心室纤维性颤动（VF）时，正常规律的心室收缩消失了，取代的是杂乱无章、速度每分钟达数百次的颤动，这样使心室排血量锐减，很快无血可排。心室没有收缩能力，使其陷入蠕动无效状态，病人血液循环中断。

2. 电除颤的机制

对心室纤颤，确切地讲对心肌在无效活动的状态时，使用"电冲击"即是除颤。用一次固定于极短暂的瞬间强大电流通过心脏，使全部心肌瞬间同时除颤化除去纤颤，从而使具有高度自律性的窦房结重新发出冲动来控制心脏，使心脏恢复节律性收缩。

3. 电除颤的可靠性和时间性理论

实践充分证明了电除颤对心室纤颤的消除，启动心脏正常搏动的出现是十分有效的，是除颤药物等其他措施无法相比的。但是，十分重要的是对除颤的时间性要求十分严格。确切地讲，是除颤实施越早越好，当然发生心室纤颤的原因也是重要的。

（二）心肺复苏不能代替心脏除颤

长期以来，在急救复苏领域里对 CPR 寄予过高的希望。认为只要尽早实施 CPR 就能抢救心脏骤停。2000 年在国际心肺复苏（CPR）和心血管急救（ECC）会议上，对此予以了进一步明确，即及时有效的 CPR 对于恢复呼吸、循环的作用是肯定的，而对正在发生着的心室纤颤是无力除颤而恢复正常心律的。

但是，也应该认识到 CPR 的实施，对于延缓 VF 的发生，以及发生后延长 VF 的时间，为心脏除颤发挥有效的作用，奠定了较好的生理基础，因此 CPR 有积极的意义。所以，2000 年国际 CPR 及 ECC 指南中，进一步强调了 CPR 及除颤应尽早地采用，两者对于抢救心脏骤停病人的作用是一致的、相得益彰的。

二、心脏除颤器

（一）心脏除颤器的发展

世界上第一次使用除颤器是 1774 年 1 例 3 岁小女孩外伤心脏骤停时，当时使用"电冲击"胸壁获得成功，但这次成功并未引起医学界的重视。1947 年鲍克（Beek）医生又在试用电击濒死者获得成功后，设计了简单的电除颤器。

1956 年朱尔（Zoll）医生等在此基础上做了重大改进，应用高压直流电容器获得可控的储存电量，然后用 2 个放置在病人胸壁上的电击板，向病人释放一定焦耳的电能，达到不开胸而消除心室纤颤的目的，从而牢固地奠定了心脏除颤器治疗 VF 的临床基础。

随着现代电子技术的进步和临床医学的需要，在 20 世纪 60 年代以来的 50 年间，除颤器技术有了重大的发展和广泛的使用，已成为医院、诊所、急救中心、急救站必不可少的重要的急救装备。20 世纪 80 年代中期，直流除颤器影响到我国及一些发展中国家，使除颤器的应用在全球基本普及。

（二）早期除颤的重要性

随着除颤器普及和应用，尤其是除颤器在心脏骤停上的重要性日益为人们认识后，延缓除颤或者称为晚除颤构成了复苏医学的严峻课题。

早期除颤的重要性可以归纳为以下几点：

1）绝大多数心脏骤停的病人心律失常类型是心室纤颤。

2）对于心室纤颤最有效的急救治疗方法是电除颤。

3）心脏除颤成功的可能性，随着时间的延长而迅速减少。

4）心室纤颤得不到及时处理，几分钟后可转变为心室停搏。

很多心脏骤停的病人在发生 VF 时，如果能够在 6～10min 内给予有效的除颤，不仅可复苏成功，而且几乎能保持神经系统的完整无损。在准备除颤器实施除颤的间期，同时进行 CPR，就能够延长 VF 存在的时间。

三、自动体外除颤器

（一）自动体外除颤器的历史

1979 年德国狄克（Diack）医生和他的同事们，首次描述了关于自动体外除颤器的实验和临床应用研究。他们把这种仪器称为"自动体外复苏器"，抢救心脏骤停时可首先使用。这种仪器很好地融合了标准的复苏程序，如心肺复苏，并能被非专业人员使用。这种复苏器包括一个盒式带，可记录 30min 内所有的操作过程和心电图。

自动体外复苏器奠定了现在自动体外除颤器的理论和应用基础。此后，关于自动体外除颤器的一些研究，对此能快速除颤的潜能提供了有力的证据。从某种意义上说，"自动体外复苏器"的研究，满足了尽快终止由 VF 引起的致命性心律失常的愿望。

（二）广泛应用的自动体外除颤器

于 20 世纪 80 年代产生，并在 1992 年由美国心脏协会（AHA）等提出的"生命链"这一重大的急救概念，尤其把生命链的第三环"早期心脏除颤"不仅列为四环之一，而且是四环中对于生命复苏最为关键的一环，这也为自动体外心脏除颤器的出现、不断改进和广泛的社会应用提供了保证。

对发生心室纤维性颤动（VF）的病人，在现场由非专业人士使用自动体外除颤器（AED）尽快实施电击，可以使其消除 VF 重建正常的心脏节律而获得复苏。

AED 与过去通常在医院诊所使用的除颤器（我们称之为传统除颤器）之间的主要区别在于：AED 可以为非专业人士操作，它本身具有自动分析心律的能力。也就是说，操作者在发出电击前无须分析心律，这就争分夺秒极早地使用了有效的电击除颤，极大地扩展了除颤器的使用范围。只要事先经过短期培训（数十分钟）的"第一目击者"，如警察，消防员，超级市场、民航班机、娱乐场所、公共建筑等处的服务人员，包括灾害事故在内的各种医院外环境的抢救人员都可使用，这也就极早地为病人实施急救，进行心脏除颤，从而使复苏抢救成功率大大提高。

四、自动体外除颤器的应用

（一）操作原则

自动体外除颤器（AED）分为全自动与半自动两类。全自动型只需把 AED 的电极置于病人身上，随后启动仪器，通过可任意处置的除颤电极即能分析心律，据此 AED 本身就可决定是否需要进行除颤。如需除颤，AED 就会自动充电、放电，完成除颤。半自动的 AED 操作，是将两个电极片分别置于病人胸部适当位置后，AED 即进行心律分析，若需要给予除颤，则发出指令，操作者给予放电。AED 能应用视觉的信号、音调和语言综合指令，提高操作者实施相应步骤的能力。

（二）除颤过程

1．先决条件

首先要评估病人的情况，也就是说在无知觉、无心跳、无自主呼吸的心脏骤停病人身上来使用 AED，这是十分重要的先决条件。

2．准备

将两个除颤电极与 AED 连接，然后将电极片放置于病人身上。

一个电极片通常置于病人胸骨上端的右方锁骨之下，另一个置于左乳头外侧第 5 肋间与腋中线交界处。这两个有吸力的电极片，使救护人在除颤时与使用传统除颤器的手持电击板不同，救护人能避免在实施电击时与病人的直接接触。所以，有吸力的电极片必须要确定其与皮肤接触严实完好。

3．操作

在电极片固定后，CPR 应该中止。然后，启动 AED 的心律分析按键，AED 即进行心律分析，一般需要 10s 左右。经分析后确认需要除颤，AED 立即指令按动除颤放电键，救护人据此放电，完成一次除颤。在电击后，AED 进行心律分析，以确定除颤是否成功，是否还需要进行除颤。一般 1 次，也可以将 3 次除颤作为一个过程。如果 3 次除颤后仍未奏效，则应立即进行 CPR，然后酌情再进行下一个过程的除颤。

（三）关于除颤的能量

电击除颤的能量单位是焦耳（J）。能量太低，达不到电击除颤的目的；若能量太高，则可造成心肌损害。理论上而言，成人能量的高低与体重无明显的直接关系，经胸部电阻则是最为重要的因素。

大量的研究与实践证明，院外进行心脏除颤时，175～320J 的能量对成人是合适的。由于大部分除颤皆有 200J 的设定，所以在除颤时第一次的电击能量建议为 200J，第二次电击使用的能量建议为 200～300J。由于经胸部电阻经过多次电击后会降低，因此尽管随后的重复电击能量与第一次相同，释放的能量也会略高。事实上，由于随后的电击能量也需要增高，所以，第二次电击一般使用 200～300J。如果第二次电击仍然无效，则给予第三次电击，能量为 360J。如果除颤成功后，又复发 VF，则以上次成功的除颤能量再次电击。

（四）公众辅助除颤

推动 AED 能够最大限度地发挥其"救死扶伤"的重要作用，提出"公众辅助除颤"（Public Access Defibrillation，PAD）的概念是十分重要的，具有开拓性的进展。这就是说，应将 AED 从专业急救部门、人员中解放出来，尽可能地把这个急救仪器除颤技术为大众所接受和应用。

美国心脏协会（AHA）于 1994 年为此举办了首次会议，提出并阐明公众辅助除颤 PAD 的概念。AHA 的具体建议是把 AED 放在大量受过培训的"门外汉"手中，这是大幅度地提高院外心脏猝死抢救成功率的关键。由于已被证实的 AED 的安全性、有效性，使培训外行人操作成为可能，现已被广泛接受。PAD 分为三个层次：

（1）第一层次　非传统的目击者，主要是那些非医务人员，如警察、消防队员、保安人员、滑雪巡逻员、空中航班服务员，对他们的工作要求是在紧急情况下作出反应。

（2）第二层次　固定对象的目击者，有时也称市民目击者，可参加到 PAD 计划中，通常这些目击者是公司、企业或公共设施雇员，这些单位都已参加 PAD 计划。

（3）第三层次　高危人群的目击者，即那些患心脏病等高危者的家人、邻近的亲友等。将他们纳入 PAD 计划并使之接受 CPR 和使用 AED 的培训，其家人、亲友突发意外时可给予帮助。

第六节　心肺复苏训练

心肺复苏术是一项最重要、最基本的急救措施，是针对骤停的心跳和呼吸采取的"救命技术"，适用于因多种原因引起的呼吸、心跳骤停的伤员，如急性心肌梗死、严重创伤、电击伤、挤压伤、踩踏伤、窒息、溺水、自缢、休克和中毒等。

一、胸外心脏按压训练

（1）训练目的　胸外心脏按压的训练目的是使消防人员能够正确、熟练地掌握胸外心脏按压的操作程序和方法。

（2）场地器材　在训练场上放置 1 具心肺复苏模拟人和相配套的心肺复苏仪，如图 4-1 所示。

（3）操作程序

1）消防人员列队，面向指挥员。

2）听到"预备"的口令，第一名消防人员出列，站在模拟人右侧，靠近头部准备操作，如图 4-2 所示。

3）听到"开始"的口令，出列消防人员双腿跪下，左腿的外侧缘和模拟人的右肩上缘同高，两腿分开与自己的肩部同宽，如图 4-3 所示。

4）右手食（示）指、中指并拢，选取两乳头连线的中点处，左手掌根紧靠右手食（示）指放好，如图 4-4 所示。

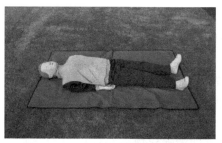

图 4-1　心肺复苏模拟人示意图

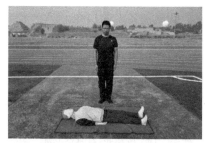

图 4-2　模拟伤员示意图

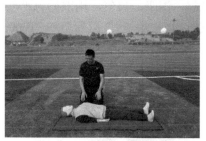

图 4-3　操作位置示意图

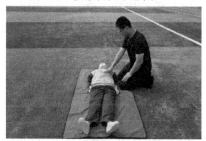

图 4-4　确定按压位置示意图

5）双手掌根重叠，十指相扣，掌心翘起，手指离开胸壁，上半身前倾，双臂伸直，垂直向下用力、有节奏地按压 30 次，下压深度（成人）5～6cm，按压频率 100～120 次/min，按压与放松的时间相等。放松时，掌根不离开胸壁，如图 4-5 所示。

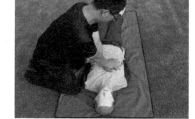

图 4-5　胸外按压示意图

6）在规定时间内完成按压次数。

7）训练结束，消防人员举手示意喊"好"。

8）听到"收操"的口令，消防人员返回队列。

（4）操作要求

1）应使用心肺复苏模拟人训练。

2）胸外心脏按压时，手掌掌根应压在胸骨上，垂直向下用力，防止肋骨骨折。

3）每次按压后保证胸廓完全恢复，尽可能减少按压中断。

4）胸外心脏按压时，应保持按压节奏，防止开始跳动的心脏产生频率紊乱。

5）胸外心脏按压应持续到伤员恢复自主呼吸和心跳。

（5）成绩评定　操作完全正确，程序熟悉为优秀；操作正确，程序较熟悉为良好；操作基本正确，程序基本熟悉为及格；不符合操作要求或超出操作时限为不及格。

二、口对口人工呼吸训练

（1）训练目的　口对口人工呼吸的训练目的是使消防人员能够正确、熟练地掌握口对口人工呼吸的操作程序和方法。

（2）场地器材　在训练场上放置 1 具心肺复苏模拟人和相配套的心肺复苏仪。

（3）操作程序

1）消防人员列队，面向指挥员。

2）听到"预备"的口令，第一名消防人员出列，站在模拟人右侧，靠近头部准备操作。

3）听到"开始"的口令，出列消防人员双腿跪下，左腿的外侧缘和模拟人的右肩上缘同高，两腿分开与自己的肩部同宽。

4）采用仰头举颏法开放气道。方法：左手置于前额使头部后仰，右手的食（示）指和中指置于下颌骨近下颏或下颌角处，抬起下颌使模拟人下颌角与耳垂连线垂直于地面（成人90°，儿童60°，婴儿30°），如图4-6所示。

5）察看口腔及鼻腔有无异物，若有异物，应立即清除异物。

6）用左手的拇指、食（示）指捏紧模拟人的鼻翼，深吸一口气，用双唇包严伤员口唇周围，如图4-7所示，缓慢持续地将气体吹入（吹气时间为2s，吹气量为700～1000mL，吹气频率为10次/min）。

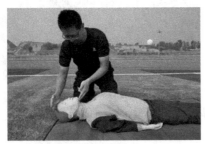

图4-6　仰头举颏法示意图

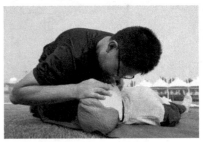

图4-7　吹气示意图

7）在规定时间内完成吹气次数。

8）训练结束，消防人员举手示意喊"好"。

9）听到"收操"的口令，消防人员返回队列。

（4）操作要求

1）应使用心肺复苏模拟人训练。

2）口对口人工呼吸时应垫上复苏面膜。

3）每次吹气量不要大于1200mL。

（5）成绩评定　操作完全正确，程序熟悉为优秀；操作正确，程序较熟悉为良好；操作基本正确，程序基本熟悉为及格；不符合操作要求或超出操作时限为不及格。

三、单人心肺复苏术训练

（1）训练目的　单人心肺复苏术训练目的是使消防人员能够正确、熟练地掌握单人心肺复苏术的操作程序和方法。

（2）场地器材　在训练场上放置1具心肺复苏模拟人和相配套的心肺复苏仪。

（3）操作程序

1）消防人员列队，面向指挥员。

2）听到"预备"的口令，第一名消防人员出列，站在模拟人右侧，靠近头部，准备操作。

3）听到"开始"的口令，出列消防人员双腿跪下，将左腿的外侧缘和模拟人的右肩上缘同高，两腿分开与自己的肩部同宽。

4）消防人员轻轻摇动伤员肩部，高声喊叫"喂，你怎么啦？"如认识，可直接呼喊其姓名，如图 4-8 所示。

5）如初步确定伤员神志不清，应立即大叫"来人呐！救命啊！"招呼周围的人前来协助抢救，如图 4-9 所示。

6）如伤员摔倒时面部向下，应在呼救同时小心翻转伤员，使其仰卧。方法：右手托住下颌部，右前臂紧贴前正中线，左手托住枕部，左前臂紧贴后正中线，前后一起用力，如图 4-10 所示。将伤员平稳地转动至仰卧位，躺在平整而坚实的地面或床板上，两下肢可抬高 20°～30°，如图 4-11 所示。

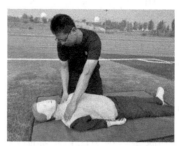

图 4-8　判断伤员意识示意图

7）判断是否有颈动脉搏动。用右手食（示）指及中指指尖先触及气管正中部位，男性可先触及喉结，然后向旁滑移 2～3cm，在气管旁软组织深处轻轻触摸颈动脉搏动，如图 4-12 所示，判断时间为 5～10s。

8）判断呼吸，用耳贴近伤员口鼻，头部侧向伤员胸部；用眼睛观察伤员胸部有无起伏；面部感觉伤员呼吸道有无气体排出，耳听伤员呼吸道有无气流通过的声音，如图 4-12 所示，判断时间为 5～10s。

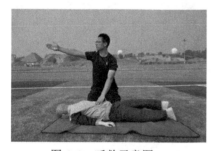

图 4-9　呼救示意图

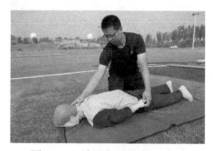

图 4-10　放置仰卧体位示意图

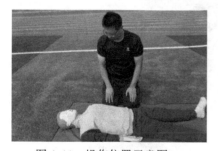

图 4-11　操作位置示意图

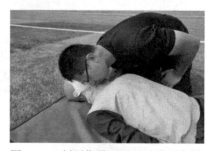

图 4-12　判断伤员呼吸及动脉示意图

9）判断无动脉搏动，立即进行胸外心脏按压。方法：首先以食（示）指、中指选取两乳头连线中点为按压区，如图 4-13 所示。以另一手的掌根部紧贴食（示）指上方，放在按压区。将定位之手取下，掌根重叠放于另一手背上，使手指脱离胸壁，可采用两手指交叉抬起法，如图 4-14 所示。双臂绷直，双肩在伤员胸骨上方正中，垂直向下用力按压，按压利用髋关节为支点，以肩臂部力量向下按压（图 4-15）。按压频率为 100～120 次/min，成人按压深度为 5～6cm，按压时手不可以离开胸壁，每次按压后使胸廓充分复原，如图 4-16 所示。

10）将伤员头偏向一侧，清除口腔、咽部及鼻腔内异物。

11）开放气道，采用仰头举颏法开放气道。方法：左手置于前额使头部后仰，右手的食（示）指和中指置于下颌骨近下颏处或下颌角处，抬起下颏，使伤员下颌角与耳垂连线垂直于地面（成人90°，儿童60°，婴儿30°）。

12）在开放呼吸道，判断伤员无呼吸之后，消防人员即做口对口人工呼吸。方法：用左手的拇指与食（示）指捏闭伤员的鼻孔，深吸一口气后，张开口贴紧伤员的嘴或口鼻，用力向伤员口内吹气，直至伤员胸部上抬，以扩张萎缩的肺脏。一次吹气完毕后，应立即与伤员口部脱离，稍稍抬起头部眼视伤员胸部，吸入新鲜空气，以便做下一次人工呼吸，同时放松捏鼻的手指，以便伤员从鼻孔呼气，此时伤员胸部塌陷，并有气体从口鼻孔排出。然后再进行第二次吹气。当伤员牙关紧闭不能张口，口腔有严重损伤时，可采用口对鼻人工呼吸法。方法：首先开放伤员气道，使伤员口部紧闭，深吸气后，用力向伤员鼻孔吹气，呼气时，使伤员口部张开，以利于气体排出，观察及其他注意事项与口对口人工呼吸相同。

13）训练结束，消防人员举手示意喊"好"。

14）听到"收操"的口令，消防人员返回队列。

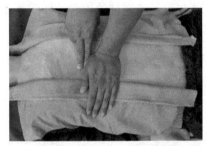
图4-13　确定按压区示意图

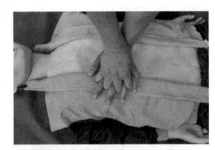
图4-14　胸部按压示意图

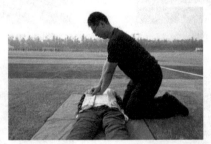
图4-15　双臂动作示意图

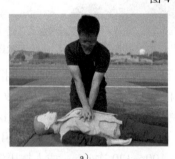
a）

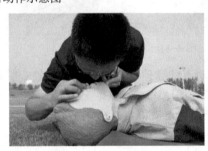
b）

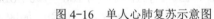
图4-16　单人心肺复苏示意图

（4）操作要求

1）摇动肩部，不可用力过重，防止加重骨折等损伤。

2）一定要呼叫其他人来帮忙，因为一个人做心肺复苏术不可能坚持较长时间，而且劳累后动作不准确影响复苏效果。还应当立即拨打急救电话，让专业救援人员来抢救。

3）手指不要压迫伤员颈前部、颌下软组织，以防压迫气管；不要使颈部过度伸展。

4）在开放气道时，要保持气道开放位置，观察 5s 左右；先查明口腔中有无血液、呕吐物或其他分泌物，若有应清除干净；有呼吸者，注意气道是否通畅；无呼吸者，立即做人工呼吸。

5）每次吹气量不能过大，吹气时暂停按压胸部。儿童吹气量需视年龄不同而异，以胸部上抬为准。操作心肺复苏术时，每按压胸部 30 次后，吹气 2 口即 30:2，每次吹气时间不少于 1s。

6）触摸颈动脉时不能用力过大，以免颈动脉受压，妨碍头部供血，检查时间 5～10s。

7）胸外按压应平稳、有规律地进行，中断时间不得超过 5s；不能冲击式地猛压，下压及向上放松的时间应大致相等；放松时定位的手掌根部不要离开胸骨定位点，但应尽量放松，使胸骨不受任何压力，使胸廓充分复原。

8）可用口对口呼吸面罩或简易呼吸机代替口对口呼吸。

9）操作 5 个循环后，再次判断意识、颈动脉搏动及呼吸，如已恢复，进行进一步生命支持；如未恢复，继续上述操作 5 个循环后再次判断。

（5）成绩评定　操作完全正确，程序熟悉为优秀；操作正确，程序较熟悉为良好；操作基本正确，程序基本熟悉为及格；不符合操作要求或超出操作时限为不及格。

小贴士

　　救助工作事关人身安全，应时刻保持敬畏心理，坚持一丝不苟的态度，对他人负责，也对自己负责。

第五章 灾害现场医疗救助

第一节 火 灾

一、火灾的成因及类型

1. 形成火灾的成因

火灾是指在时间和空间上失去控制的燃烧。消防管理不善，人们的消防意识淡薄、常识缺乏、技能差，对消防的投入少，不严格按消防标准和技术规范以及管理制度办事，已成为火灾发生和发展的主要原因。在日常防火检查、消防宣传教育、培训演练、火灾隐患整改、消防基础设施建设等方面存在的漏洞，大大增强了火灾发生的几率。

2. 火灾的类型

火灾类型可分为A、B、C、D、E、F六类。

A类火灾：指固体物质火灾，这种物质往往具有有机物性质，一般在燃烧时能产生灼热的余烬，如木材、棉、毛、麻、纸张火灾等。

B类火灾：指液体火灾和可熔化的固体火灾，如汽油、煤油、原油、甲醇、乙醇、沥青、石蜡火灾等。

C类火灾：指气体火灾，如煤气、天然气、甲烷、乙烷、丙烷、氢气火灾等。

D类火灾：指金属火灾，如钾、钠、镁、钛、锆、锂、铝镁合金火灾等。

E类火灾：带电火灾，指带电物体燃烧的火灾。

F类火灾：烹饪器具内的烹饪物（如动植物油脂）火灾。

二、火灾的特点及伤害分类

（一）火灾的特点

造成火灾的原因有：人的因素（如放火、乱扔烟头、违章用火用电等）；设备的原因（如超负荷用电、线路缺乏维护检修等）；物料的原因（如易燃易爆品）；环境的原因（如雷击、自燃）；管理的原因等。火灾对受害者的危害是综合性的，火灾现场对人的直接危害主要是缺氧、毒性气体、燃烧。此外，逃生方式不当和急救资源不足也是伤亡的主要因素。

1. 燃烧

燃烧可造成大量的人员烧伤或死亡，除了轻度烧伤的病员外，还会出现大面积的烧伤病人，多伴有低血容量性休克以及出现后期感染导致的死亡。

2．火灾、烟气蔓延迅速

火灾发生后，在热传导、热对流和热辐射作用下，极易蔓延扩大。扩大的火势又会生成大量的高温热烟气，在风压的推动下，高温热烟气以 0.3～6m/s 的速率水平或垂直扩散，给人的逃生和灭火救助带来极大威胁和困难。

3．缺氧、毒性气体

空气中二氧化碳含量达到 2% 时，人就会感觉到呼吸困难、头晕、咳嗽；超过 5% 时，就会有生命危险；达到 20% 时，即可在短时间内致人死亡。发生火灾时，二氧化碳会增加到 13% 以上；火势猛烈时，氧气含量会迅速下降到 6%～7%，导致人体缺氧出现伤亡。

空气中的一氧化碳含量达到 1.3% 时，人就会中毒昏迷。当空气中氧含量降到 10% 时，人的呼吸就会非常困难；如果降到 6%，就会立刻窒息致死。如果燃烧的是塑料、化纤等，还会产生另外一些气体，如光气（碳酰氯）、氯气及氰化氢等，这些气体虽然浓度有限，但危害却极大。氯气含量达 0.1‰ 时，吸入后便会发生痉挛和严重的眼损害，并可导致肺炎、肺气肿和肺出血；当其含量超过 2.5‰ 时，可立即使人窒息而死。氰化氢含量达到 0.027‰、光气含量达到 0.005‰ 时，可立即置人于死地。

4．人、物集聚，杂乱拥挤

火灾的突发性强，救灾形势紧迫，因此在火灾现场经常会发生人员、车辆交通、指挥方面的混乱。车辆拥挤，马达轰鸣，交通堵塞，各级通信指挥的口令、人员的呼喊声混为一片，给施救造成人为阻碍，降低了灭火救助的效率。

5．心理紧张、行为错乱、逃生方式不当

火灾中，人们处于极度的紧张状态，逃生者和救生者同样面临着生死的考验。在巨大的心理压力下，面临烈火浓烟，紧张的心理可能导致判断和行为的错乱，如盲目聚集的行为、重返行为、跳楼行为等，都可能造成不应出现的悲剧。救助人员由于心理压力过大，可能造成轻信、失信、胆怯、热疲劳性失调等失去理智的不自觉行为，这都会对逃生和救助产生不利影响。

出现火灾等紧急情况时，常出现由于慌乱导致选择跳楼等错误的逃生方式而致骨折、颅脑损伤等多发伤的情况。大量人员聚集时，更可能造成踩踏事故，增加人员伤亡。

（二）火灾的伤害分类

1．直接伤害

（1）火焰烧伤　火灾过程中，不仅物质财产将造成巨大的损失，而且会对人的生命造成伤亡的危险。火焰表面温度有时可达 800℃ 以上（不同燃烧物的温度不尽相同）。人体所能承受的温度仅为 65℃，超过这个温度值，就会被烧伤。若是深度烧伤，则必然损伤内脏，造成严重的并发症而危及生命。

（2）热烟灼伤　火灾中通常伴有烟雾流动，烟雾中的微粒携带有高温热值，通过热对流，将热量传播给流经的物体，它不仅能引燃其他物质，还会伤害人体。当人吸入高温的烟气，就会灼伤呼吸道，造成组织肿胀、阻塞呼吸道，引起窒息死亡。

2．间接伤害

由火灾而引起的次生灾害非常多，如烟气窒息、建筑坍塌、中毒等，这些次生灾害往往会对人体造成始料不及的伤害。常见的间接伤害如下：

（1）浓烟窒息　火灾过程中，伴随燃烧会生成大量的烟气，烟气浓度由单位烟气中所含固体微粒和液滴的多少决定。烟气温度依据其与火源的距离而变化。距火源越近，温度越高，烟气浓度越大。人体吸入高浓度烟气后，大量的烟尘微粒有附着作用，使气管和支气管严重阻塞，损伤肺泡壁，可造成严重缺氧而窒息死亡。

（2）中毒　现代建筑火灾的燃烧物质多为合成材料，火灾中的烟雾均含有毒气体，如CO、NO、SO_2、H_2S等。现代建筑和装修材料中的一些高分子化合物在火灾高温燃烧条件下可以热解出剧毒悬浮微粒烟气，如氰化氢（HCN）、二氧化氮（NO_2）等，上述有毒物质的麻醉作用能致人迅速昏迷，并强烈地刺激人的呼吸中枢和肺部，引起中毒性死亡。统计资料表明，火灾中80%的死亡者是由于吸入有毒性气体而致死。

（3）砸伤、埋压　火灾区域的温度根据不同的燃烧物质而有所变化，通常在400～1300℃之间。在这样的温度下，一般的建筑结构材料在超过耐火极限时间时，建筑物就会造成坍塌。由于坍塌造成砸伤、摔伤、埋压等伤害是显而易见的。这种伤害主要表现为体外伤或内脏创伤引起的失血性休克。

三、火灾常见伤急救

烧伤是火灾的常见伤。由热力所引起的组织损伤统称为烧伤。烧伤是生活中常见的意外伤害，可由火焰、热水、蒸汽、电流、放射线、酸、碱等各种因素引起。烧伤可引起全身性反应，可导致休克及感染。

（一）烧伤的种类

1）热力烧伤：主要指火焰、热液、热金属等造成的损伤。
2）化学烧伤：主要包括强酸、强碱、磷等造成的损伤。
3）电烧伤。
4）辐射烧伤。

（二）烧伤的病理生理及临床分期

根据烧伤的病理生理和临床特点，一般将烧伤的临床经过分为三期。应注意各期之间往往互相重叠。

（1）休克期（急性体液渗出期）　烧伤后人体组织的立即反应为体液渗出。大面积烧伤后48h以内，除早期可因疼痛发生休克外，主要是因大量血浆样体液从创面渗出及渗出到细胞间隙所致的低血容量性休克。小面积浅度烧伤由于体液渗出量较少，往往机体可以代偿，无休克表现。体液渗出以伤后6～8h最快，36～48h逐渐恢复。烧伤早期的补液方案就是根据此规律制定的，即先快后慢的原则。

（2）感染期　烧伤后细菌容易在创面繁殖而引起严重感染，故称创面脓毒症，其为烧伤未愈之前始终存在的问题。当烧伤经过 48h 后，体液渗出开始转为吸收，伤后 3～7 日，水肿逐渐消退。此阶段细菌、毒素和其他有害物质往往也被吸收，称为回吸收脓毒症。

（3）修复期　修复从伤后 5～8 日开始，直到痊愈。修复的过程及方式与烧伤的深度、伤员的全身情况以及创面感染的控制有密切关系。浅度烧伤多能自行修复，而Ⅲ度烧伤则需要植皮修复。

（三）烧伤的严重程度

烧伤的严重程度主要根据烧伤面积及深度并参考其他因素做出评估。

1. 烧伤面积的估计

国内常用的有中国九分法和手掌法。

（1）中国九分法　见表 5-1。

12 岁以下儿童可用下列公式计算：

小儿头颈部面积（%）=9+（12-年龄）

小儿双下肢面积（%）=9-（12-年龄）

（2）手掌法　病人手指并拢后的掌面积约为其体表面积的 1%。

表 5-1　估计体表面积的新九分法

部位	占体表面积的比例（%）	备注
头颈部	9（1×9）	
双侧上肢	18（2×9）	
躯干部	27（3×9）	
双侧下肢	46（5×9+1）	会阴部位 1
合计	100（11×9+1）	

2. 烧伤深度的识别

识别烧伤深度一般采用三度四分法，即将烧伤深度分为三度，而Ⅱ度烧伤又分为浅Ⅱ度烧伤及深Ⅱ度烧伤。Ⅰ度烧伤及浅Ⅱ度烧伤合称为浅度烧伤，深Ⅱ度烧伤及Ⅲ度烧伤合称为深度烧伤。

3. 烧伤严重程度的划分

1）轻度烧伤：烧伤总面积在 10% 以下的Ⅱ度烧伤。

2）中度烧伤：烧伤总面积在 11%～30% 之间或Ⅲ度烧伤面积在 10% 以下。

3）重度烧伤：烧伤总面积在 31%～50% 之间或Ⅲ度烧伤面积在 10%～20% 之间，或烧伤面积不到 30%，但有下列情况之一者：①全身情况较重或已有休克；②复合伤或合并伤（严重创伤，化学中毒）；③吸入性损伤。

4）特重烧伤：烧伤总面积在 50% 以上或Ⅲ度烧伤在 20% 以上。

应注意吸入性损伤不单是热力损伤，还可存在局部腐蚀、全身中毒以及吸入性窒息等情况，应高度重视。

根据烧伤的严重程度，可指导临床救治。一般而言，轻度烧伤可经急诊处理后进行门诊治疗，但面部烧伤、臀部及会阴部烧伤、双手深度烧伤等轻度烧伤，亦应入院治疗。中度烧伤应争取住院，重度烧伤及特重烧伤应警惕存在生命危险，必须住院抢救。

（四）现场急救处理方法

1）迅速脱离现场，终止致伤因素对机体的继续损害。在火灾现场应注意自身防护，不得大声呼叫，以免造成吸入性损伤。可佩戴手套、口罩或防毒面具进行防护。电烧伤时，要用绝缘体关闭电源，防止救援人员触电。

2）创面的局部处理：对于Ⅰ度及Ⅱ度中小面积烧伤，可用冷清水冲洗及浸泡烧伤部位，头面部等特殊部位可予湿敷，这样可降低皮肤温度，并有止痛、抑制炎性介质释放的作用。化学烧伤后应使用大量清水冲洗，但应注意如为生石灰（氢氧化钙）或电石的烧伤，冲洗前应先除去伤处的颗粒或粉末，以免遇水后产热，加重损伤。

对于Ⅱ度烧伤，表面水疱不要刺破。避免涂抹油脂、膏药或有色药物，这样不便于烧伤深度的判断。伤处的衣物如需要去除，应予剪开，不能剥脱。对于大面积烧伤，应尽早建立静脉通道，不论有无休克发生，先积极补液进行抗休克治疗，一般可不予清创，只做简单创面清理。创面的现场处理主要目的是保护创面不再被污染和损伤，可予消毒敷料或用清洁布类覆盖创面，简单包扎。如伤者疼痛明显，可予镇痛治疗。

3）吸入性损伤的急救。

① 现场判断：燃烧现场相对密闭，有面部烧伤尤其是鼻周围、面颈部烧伤者，检查可发现鼻毛烧焦或咽部黏膜烧伤，声音嘶哑。伤者有明显呼吸道刺激症状，咳出炭末灰，呼吸困难等情况，听诊检查有喘鸣音。重度吸入性损伤伤者常烦躁不安，出现意识障碍甚至昏迷；伤后不久即可闻及肺部干、湿啰音，多为双侧，严重时遍及全胸。

② 现场救护：

a）观察伤员生命体征。

b）呼吸心跳停止须现场进行心肺复苏。

c）脱去燃烧后和污染的外衣，松解腰带，尽量脱离现场，吸入新鲜空气，鼓励咳嗽及深呼吸，翻身拍背。

d）立即给予氧气吸入。

e）地塞米松20mg静脉推入。

f）有支气管痉挛者，常用氨茶碱等药物。

g）采用雾化吸入。进行雾化，有利于气道湿化，有助于分泌物的排出等。

h）在现场救护人员技术条件允许的情况下，必要时施行气管内插管。

4）烧伤患者的转运。对于严重烧伤患者，应避免长途转运加重病情。应就地实行抗休克治疗，并迅速送至附近的医院住院治疗。如附近无医治条件，确实必须转运者则应注意以下几点。

① 运送时机。重度烧伤应于伤后8h内送达，最好在伤后6h内送达。特重烧伤应在伤后2~4h内送达，或在就近的医疗单位进行抗休克治疗，在渡过休克期后再运送。如烧伤面积大于70%，则应于伤后1h内送达医院，否则就近进行抗休克治疗。

② 运送时注意事项。应注意保护创面，保证呼吸道通畅，必要时可预防性气管插管或气管切开。运送途中应尽可能避免颠簸，有医护人员伴送，保证持续输液、供氧。不饮用白开水，但可饮用烧伤饮料。

（五）液体复苏

（1）烧伤早期补液原则　根据补液公式计算补液量，但不能机械地套用公式，应根据实际情况调整用量。补液速度总体原则为：先快后慢，伤后 3～4h 输入总量的 30%，伤后 8h 输入总量的 50%～60%。补液种类的选择：一般按照晶体液、胶体液、基础水分顺序补充。

（2）根据烧伤面积补液的方案　第一个 24h 补液量=体重（kg）×面积（%）×1.5（mL）+2000（mL）基础需水量。根据伤情，晶体与胶体的比例为 2:1 或 1:1，前 8 个小时补入总量的 50%左右，后 16 个小时补入剩下的量，补液种类为晶体液、胶体液、基础水分交替进行。伤后第二个 24h 补液量为前一个 24h 额外丢失量的 1/2 加上基础需水量（2000mL）。评价补液适宜的主要标准为：患者无烦躁，末梢循环明显改善，尿量维持在 50～80mL/h，心率低于 120 次/min，收缩压高于 12kPa（90mmHg）。

（六）成批烧伤的处置

所谓成批烧伤，多由突发事故引起，伤员聚集，常伴有其他损伤，加上人力、物力及技术力量的短缺，易贻误抢救时机，增加后期治疗的难度。因此为提高成批烧伤的救治成功率，应对其建立灾害处理预案，以期能准确、迅速地调动全社会各方力量应对灾害。主要包括：

1）灾害程度的快速评估体系。

2）现场的快速援助。

3）专科及非专科机构治疗烧伤患者的能力评估。

4）从灾区选择性转运伤员。

第二节　道路交通事故

一、道路交通事故成因与特点

（一）概述

凡车辆（包括各类机动车和非机动车）在道路（各级公路和城市道路）上行驶或停放过程中发生碰撞、刮擦、碾压、翻覆、坠落（坠崖、落水等）、起火爆炸等情节，造成人员伤亡或财产损失的事故，均称为道路交通事故。一般来说，道路交通事故大都是由于交通参与者（包括车辆驾驶员、行人、乘车人以及从事与道路交通有关活动的人员）违反道路交通管理法规造成的，属于过失行为。只要每个人都遵守交通法规，提高警惕，减少过失，掌握必要的交通安全常识，很多事故是可以预防和避免的。但从总体上来说，道路交通事故又是无法杜绝的。近几十年来，世界各国均为此付出了巨大的努力，不断采取措施，加大投入，也取得了很好的效果。但时至今日，世界上不论经济发达国家还是发展中国家，没有任何一个实现了"杜绝道路交通事故"的愿望。从统计资料看，世界上每年大约因道路交通事故造成 50 万人死亡、1000 万人受伤，造成的经济损失大约相当于国民经济生产总值的 1%～2.5%。我国的情况更是不容乐观，2010 年全国共发生道路交通事故 3906164 起，造成 65225 人死亡、254075 人受伤。2012 年上半年，全国共发生交通事故 190270 起，造成 41933 人死亡、221838 人受伤，直接财产损失 7.1 亿元。据 2016 年全国交通事故情况通报统计显示，我国每年交通事故约 50 万起，因交通事故死亡人数均超过 10 万人，稳居世界第一。统计数据表明，每 5min 就有一人丧生车轮，每 1min 就会有一人因为交通事故而伤残。每年因交通事故所造成的经济损失达数百亿元。

（二）道路交通事故的成因

道路交通事故的成因是错综复杂的，与人、车、路、环境四者有着密不可分的关系。因此，道路交通事故是一个复杂的动态系统，人们事先无法准确预测究竟何时何地要发生事故、具体原因何在、后果如何。但道路交通事故又有其内在规律性，通过具体事故来分析事故成因也是完全可能的。

分析事故成因，确定预防措施，必须从人、车、路、环境四个方面入手。

1．人的方面

各类交通参与者都可能成为交通事故的制造者。据统计，约 93% 的道路交通事故是由于交通参与者的因素造成的。其中尤其以机动车驾驶人员最为突出，占 85%，其次是非机动车驾驶人员、行人、乘车人以及道路交通的管理人员、车辆所有人及其他有关人员等。在机动车驾驶人员中，有驾驶机动车的驾驶员，也有驾驶机动车的"非驾驶员"。未考取驾驶证的"非驾驶员"违反交通法规擅自驾车，由于缺乏驾驶技术，很难保证交通安全。近几年，我国每年因"非驾驶员"开车肇事，大约致死 1 万人左右，超过总死亡人数的 1/10。

有的虽不是机动车驾驶人员，也不是行人，但同样可能制造交通事故。如当某些单位领导利用职权指使下属人员在公路上挖沟引水，致使路基塌陷，造成过往车辆翻车的事故，以及有的车属单位领导强迫驾驶员酒后开车而肇事等。事实说明，不直接开车不等于与交通事故无关。

2．车的方面

现代机动车的技术性能除个别车型外，绝大部分都能满足安全行驶的要求。但车辆在使用过程中常常会因为失修失养、"带病行驶"导致机件失效，造成交通事故。

3．路的方面

道路等级标准越高，安全设施越齐全，交通安全越有保证，但也不是等级越低就事故越多。在低等级道路上，由于车辆行驶速度较低，往往事故并不多见。而在一些新建或改造通车后的高等级道路上，由于标志、标线等安全设施还不完备，或者由于管理工作没有及时跟上，或者由于当地多数驾驶员还未适应新的环境，在车辆行驶速度提高后，交通事故也随之增多。在我国，一些被全世界都一致认为是"高效、安全、便捷、低公害"的高速公路，在目前，发生的交通事故数量仍居高不下，事故率远高于普通公路。

4．环境方面

主要是气象条件和道路环境，如气温、风、雨、雪、雹、雾，以及昼夜差别、地理环境和社会环境等。

（三）道路交通事故的现场特点

道路交通事故现场是道路交通事故发生的地点和空间。交通事故发生后，道路上的车辆、物体和有关人员的相对位置与形态都有可能发生变化。对事故现场的处理，要尽快查明事故原因，抢救伤者，减少损失，恢复正常交通。

道路交通事故现场虽然千差万别，但有其共同的特点。

1．事故原因难确定

虽然事故的损失后果公开在公共环境之中，并不隐蔽，但事故原因有时难以一目了然，特别是对于造成人员伤亡和财物损失较大的事故，公安交通管理机关需要立案调查，依法处理。因此，现场车辆人员和有关遗留物的相对位置及状态都需要认真保护。

2．次生灾害较严重

有的道路交通事故现场还可能引发次生灾害，必须注意及时排险，抢救伤员，防止损害进一步扩大。如在高速公路上的追尾事故，往往造成数十辆、成百辆汽车相撞。

3．事故现场易变动

事故现场本身极易变动和遭到破坏，又可能妨碍正常交通，当事人和过往车辆的驾驶人员都有义务协助救助伤员、保护现场、维护好现场秩序，确保公安交通管理机关尽快勘查取证，恢复交通。

根据道路交通事故现场的以上特点，在进行现场抢救前，必须首先查看事故造成了哪些损失，情况如何，有无人员伤亡，造成的损害是否有进一步扩大的危险。总之，一定要弄清事故造成的后果和是否会有引发二次事故的可能，有时候二次事故的损失比原发事故还要严重，必须积极预防，使事故损失减小到最低限度。

（1）灭火防爆　如发现车内电线冒烟、着火，应立即切断电源、关闭百叶窗、封闭油箱，用灭火器或其他可灭火的东西将火扑灭；如由于车辆倾翻、碰撞、油箱破裂，有汽油外溢时应尽快做好防火防爆的准备，严禁在事故现场出现火源；如车辆已经起火，驾驶员应尽快离车，并指挥乘车人迅速下车。

（2）防止烧伤　冲出火区时，要保护好暴露在外面的脸部、头部和手的皮肤，不要张嘴呼吸或高声叫喊，以免烧伤内呼吸道；冲出火区后在地上打滚可以压住身上的火焰；如车上载有易燃、易爆、有毒物品，要注意在碰撞过程中有无引燃、引爆或使有毒物品泄漏的危险。

（3）防止触电　如发现车辆在碰撞过程中车身上缠有通电的电线，应用干的竹竿、木棍把电线挑开，防止接触车身的人触电。

（4）警示标志　如在高速公路上发生交通事故，因为过往车辆很多，行驶速度又普遍较快，要注意采取措施，在事故现场之前 20m 左右的地方设置危险警告标志，防止来往车辆由于躲避不及而驶入事故现场，撞上事故车辆与受伤人员。在弯道视线不清处发生事故，也存在车辆突然出现而造成措手不及的危险，应采取相应措施。如发现有人伤亡，应查明伤势轻重并判断真死与假死等。

二、道路交通事故现场救援

（一）道路交通事故的伤情特点

道路交通事故常常瞬间发生，现场往往车毁人亡、惨不忍睹，造成单个人员或成批人员

消防员灾害现场医疗救助

出现伤亡，而且损伤因素多，致伤过程复杂多变，伤员轻重不一。现场也常会出现起火和爆炸，伤员常被困在车上狭小空间内，救助困难，尤其重特大交通事故发生后更是如此。

1. 损伤机理不同，伤情轻重不均

车辆行驶中常突然发生意外交通事故，驾驶员和乘客瞬间向上、向前屈曲，胸部、腹部、双下肢易致伤。车辆正面和侧面常被撞击，挡风玻璃容易发生破裂，致头、面部软组织刺破伤。在急速行驶和乘客睡眠时，在未扣安全带的情况下，驾驶员和乘客由于紧急刹车或车辆故障常常使颈部过度伸展，造成颈椎瞬间脱位及颈椎骨折而损伤脊髓，此类损伤称为挥鞭样损伤。

2. 伤情严重，易发生休克

车祸发生后，伤情多半严重，伤员常常发生多处伤及内脏损伤，特别是严重的颅脑损伤、胸部损伤和腹部损伤患者早期死亡率高，脊髓挥鞭伤和多处伤患者死亡危险性也很大。

3. 现场判断难，救护矛盾多

交通事故伤常见为皮肤擦伤、挫伤、撕裂伤、撕脱伤、撞击伤、碾压伤，四肢、脊椎脱位及骨折，四肢离断，挤压综合征，颅脑、胸、腹穿通伤，还有溺水、烧伤及中毒等。现场往往因部位不同、直接暴力和间接暴力大小不同、器官与组织结构不同，其损伤程度也不同。从事故现场人员伤亡情况来看，有些外伤具有暴露性，但有些外伤复杂，具有隐蔽性，也常常是重伤掩盖着轻伤，颅脑伤、内脏伤、复合伤同时发生，往往在现场难以快速判断。交通事故由于发生突然，伤员往往成批出现，且伤情重，需要救护的急迫性和医疗措施也各不相同，常常难以正确判断，从而给现场医疗人员的救护带来一定的困难。

（二）事故的现场救援

发生交通事故后，要迅速报警，现场应统一指挥，确定救助手段。救护人员可结合现场询问，边抢边救，先救重伤后救轻伤者。交通事故发生的原因各不相同，对各种各样的事故现场，要保持头脑冷静，进行仔细分析、综合判断，实施科学救援。道路交通事故现场救护的基本步骤如下：

（1）迅速报警　急救电话：120；综合救援电话：119；事故处置电话：122；刑事案件报警电话：110。在实施多功能合一的地区，拨打报警电话"110"即可。

（2）统一指挥　当发生重大伤亡事故时，现场要统一指挥，迅速组织人员进行抢救。事故现场如交通不便或难以开展救护，应立即请求综合救援。现场救护应采用"立体救护，快速反应"的原则，尽快缩短伤后至抢救的时间，并善于应用先进科技手段，以提高现场救护的成功率。

（3）现场询问　车祸发生后，应迅速了解车辆的种类，车辆的行驶速度，受伤的基本情况如年龄、性别、身体健康状况、受伤时间、受伤原因、伤口大小、伤口部位等，这对伤情判断有非常重要的意义。现场应迅速判断有无呼吸、心脏骤停，肝脾脏破裂和胸腹部大出血，颅脑伤等。还应注意，车祸后致翻车、高处坠落，除引起脊椎骨折和脊髓损伤外，也常会发生骨盆损伤以及多器官严重损伤。

（4）确定救护手段　交通事故发生后，应将失事车辆引擎关闭，拉紧手制动，特别是在倾斜的地面上，须立即固定车辆，防止车辆滑动。如伤者被压于车轮或其他物体下，禁止强抢、强拽，以免加重损伤的程度。现场需移动车辆时，在人力资源充足的情况下或设备齐全时，可用人推、抬，设备进行吊、移等，现场禁止人为发动车辆，以防止火灾及爆炸发生。

人员被挤夹在车内时，要仔细观察，确定人员在车内的具体位置。车祸发生后车辆变形，人员被挤夹不能动弹时，应请求消防救援人员给予切割、撬开、扩张、夹合、引拉、支撑等救助措施，使其尽快脱险。现场救援及救护人员应对伤员边抢边救，医疗救护人员应以救为主，对伤员实施通气、止血、包扎固定、搬运和维持生命体征的急救措施。

（5）先重伤后轻伤　现场经检伤分类后，判断危重伤员是医疗救护的主要任务，应按下列顺序对伤员进行医疗救护。

第一类是危重伤员。如严重头部伤、颈部损伤、昏迷、休克、呼吸道烧伤、严重挤压伤、大出血、内脏伤、张力性气胸、颌面外伤、大面积烧伤（30%以上）的伤员，对其应优先救护。需要强调的是，对脊椎损伤尤其是颈部损伤的伤员不能抱、拖、拽，应以颈椎轴线位用力牵引，戴上颈托并加上软脊柱板对头、面、颈、胸、腹等部位给予固定，整体水平位搬运，避免脊髓受损或损伤加重导致截瘫，甚至危及生命。对交通事故引起的昏迷伤员，无论有无生命体征，都应按脊髓损伤的处理原则进行实施。

第二类是中重伤伤员。主要是指胸部、开放性骨折、小面积烧伤（30%以下）、长骨闭合性骨折伤员。现场要对那些损伤较重、如不及时采取急救措施就可能成为危重伤员的患者实施紧急救护。

第三类是轻伤员。现场表现为损伤较轻，不需要在现场进行特殊处理。

三、道路交通事故常见伤

（一）脊柱脊髓交通伤的救治

近 30 年来，随着我国交通运输业的快速发展，道路交通事故也在逐年增多，司乘人员及行人常因交通事故而发生脊柱脊髓的损伤。在发达国家，脊髓损伤年发生率为 13.3～45.9 人/100 万。据统计，目前我国约有脊髓损伤病人 150 万，每年新发生脊髓损伤约 5 万人，致伤原因以道路交通事故伤为第一位，其次是坠落伤、工矿事故伤和锐器直接损伤等。

1. 脊柱骨折的分类

（1）屈曲压缩损伤　屈曲压缩损伤是最常见的损伤机制。当人体处于前屈腰体位时，背部受到砸伤则可能发生脊柱的屈曲压缩损伤，轻者椎体前部楔形压缩骨折，重者发生骨折脱位，即脊柱前部压缩、后部分离。此型损伤以前柱损伤为主。由于压缩暴力导致椎体高度丧失，最常见的部位为 T12 和 L1 椎体。椎体前部压缩<50%，前纵韧带基本完整，后柱承受张力，X 线像显示椎体后侧皮质完整，高度不变；压缩>50%，后柱的棘上、棘间韧带可断裂。

（2）屈曲分离损伤　由严重屈曲暴力产生通过椎体的水平骨折，在张力作用下，三柱均发生损伤，X 线像表现为小关节脱位，椎间隙和棘突距离均增宽，后柱连续性分离。依据损伤平面的不同，屈曲分离型骨折又可分为四个亚型：第一，骨折，经椎体、椎弓根、椎板和棘突水平面的劈裂；第二，经韧带、椎间隙的损伤；第三，后柱损伤通过骨组织，而前、中柱的损伤通过椎间隙；第四，后柱损伤通过韧带组织，而前、中柱的损伤经椎体。如安全带损伤，躯干被安全带固定，头顶及上半身向前屈曲，致脊柱损伤，发生骨折或脱位，由于上部并无受压及砸击力，故为分离损伤。

（3）垂直压缩　如重物砸于头部或肩部，或高处落下，足着地或臀部着地，脊柱受垂直方向的压力，导致椎间盘髓核突入椎体中致椎体发生骨折如爆炸状，故也称为爆裂骨折。

（4）旋转及侧屈　脊柱由小关节及椎体等连接，由于小关节的方向不同，侧屈时常伴有旋转，旋转侧屈或前屈可发生单侧关节脱位，常见于颈椎损伤；侧屈可导致椎体侧方压缩骨折。

（5）伸展损伤　常发生于颈椎，例如向前摔倒时，头或前额撞击于物体上致颈向后过度伸展，从而导致伸展损伤。坐在汽车前座，突然撞车，头面撞于前挡风玻璃上致颈后伸损伤。常无骨折或脱位，有时可见棘突挤压骨折或椎体前下缘撕裂小骨折片，称泪滴样骨折。

上述损伤暴力亦可为复合的，如屈曲合并垂直压缩、屈曲旋转等。

2．脊髓损伤的分类

（1）完全性脊髓损伤　临床表现为完全截瘫，除损伤平面以下感觉、运动完全丧失，还有排尿排便功能障碍（括约肌功能丧失）。如圆锥部损伤，则仅包括括约肌失控和骶区感觉功能丧失。

（2）不完全性脊髓损伤　在损伤平面以下感觉或运动功能，或括约肌功能不完全丧失，但骶区感觉存在。

（3）脊髓震荡　为轻度脊髓损伤，开始呈不完全瘫痪，并且在24h内症状开始恢复，至6周时，症状完全消失。其与不完全性脊髓损伤的区别在于，脊髓震荡的症状可以完全恢复，而不完全性脊髓损伤的症状恢复不全。

脊髓震荡与脊髓休克的不同之处，主要是组织病理学不同和预后不同。脊髓震荡的病理改变仅为脊髓灰质有少数小出血灶，神经细胞、神经纤维水肿，基本不发生神经细胞坏死或轴突退变，2～3天后症状逐渐恢复，组织学上基本恢复正常，神经功能损害症状完全消失；而脊髓休克本身无明显病理改变，Rita与Zllis提出脊髓休克本身可能的角色是接收器与突出传递的变化，其常发生在严重脊髓损伤，如脊髓完全性横断损伤，其病理改变是脊髓组织细胞的损伤性坏死。脊髓休克只是严重脊髓损伤的早期临床表现，而不是一种损伤的类型。

3．脊柱脊髓交通伤现场急救原则

（1）现场急救组织　脊髓损伤大多由脊柱损伤所引起，而脊柱损伤一旦伴发脊髓损伤，则其稳定性大多丧失（无骨折脱位脊髓损伤除外）。故急救与运送的要点是保持脊柱相对稳定，以避免使脊髓遭受二次损伤。尤其是对于有脊柱不稳定骨折者，在搬运和运送时要特别注意保持身体的轴位移动和有效的临时固定，如果处理不当导致脊柱骨折移位，可能引起或加重脊髓的损伤，导致严重后果，如四肢瘫痪或截瘫。

急性脊髓损伤急救与运送的要求是：

1）有健全的急救网络（120）和训练有素的急救人员。

2）有完善的急救措施，如专用的脊柱骨折临时固定器材（如颈托、胸围、腰围等）。

3）有快速运送设施如直升机、快艇、救护车等，发达国家大多脊髓损伤病人可在2h内送到有脊柱创伤专科的医院。

4）有统一的急救组织指挥机构负责指挥和协调急性脊髓损伤病人救治。脊柱脊髓损伤病人在事故发生的现场，最好等专业急救人员到来后再进行搬动及运送，因普通人员和家属没有经过相关的专业知识和技能培训，又缺少固定器材和担架等，盲目搬动或运送易发生脊柱骨折移位损伤脊髓。

5）担架最好不影响 X 线照相或其他医学检查，例如担架的两根杠杆可以随时抽出与装进，不需要在检查过程中再搬动病人，减少对脊柱不稳定性的影响。

（2）病人搬运要求

1）搬动。在事故现场，脊柱损伤的病人应由经过训练的急救人员搬动，无医学急救搬动知识的一般路人不应轻易搬动病人，而应电话告知急救站派人来搬动。

搬动的条件是至少 3 人搬动病人，颈椎伤者要 3 人同时操作搬动，2 人搬动躯干及下肢，另 1 人双手抱住颈部，轻轻牵引，随躯干一同将伤员平行移至担架上，平卧。禁忌 2 人抱抬病人，如 1 人抱上身，1 人抱双腿，易使脊柱屈曲，加重骨折脱位及脊髓损伤；用床单等软布抬起病人，可致使脊柱弯曲引发骨折错位。

如果伤员合并有头部损伤，意识不清楚，则应注意其呼吸是否畅通，如呼吸不畅则应进行气管插管。

2）运送。将担架抬至急救车上，颈椎骨折的伤员要用颈托、枕头、棉垫等固定头颈部，避免头颈部晃动，并尽快送至有脊柱损伤专科的医疗单位。

（3）搬运组织要求　第一，要有训练有素的专业急救人员；第二，有适当运送工具，如救护车、担架、救援直升机等；第三，有完善的急救组织指挥系统。

（二）头颅损伤

在交通事故中，头面部损伤的发生率有增无减，约占交通伤的 70% 以上。其中，颅脑损伤是交通伤致死的首要原因。在我国，每年因车祸致颅脑损伤死亡者有 5 万多人。急性颅脑损伤的特点是发生急、伤情重、变化多、死亡率高。现场医疗救护对抢救伤员生命具有重要作用，早期诊断和及时有效的处置可为后期的医院治疗奠定基础。

1. 现场判断

对颅内压增高的判断：头痛、头晕、恶心、呕吐，现场检查可见脉搏、呼吸减慢，血压升高，存在意识障碍。意识障碍的表现为伤员昏迷，持续数秒、数分钟，一般不超过半小时，也有的表现为"昏迷过后为清醒，清醒过后再昏迷"，两次昏迷中间为清醒期，常是急性硬膜外血肿的典型表现。如伤后立即出现昏迷称为原发性昏迷。如昏迷者进行性加重，无中间清醒期，多可判断为严重的脑挫裂伤伴有脑水肿或者是硬膜下血肿；同时伤员主要有呼吸、脉搏、血压和体温的波动，严重者可因呼吸、循环障碍及高热导致死亡。

对瞳孔的判断：双侧瞳孔缩小，对光反应弱，伴有昏迷，提示脑干损伤；双侧瞳孔缩小，有光反应，提示视网膜下膜出血；双侧瞳孔扩大，无光反应，有深昏迷，提示严重脑损伤，为脑疝发生后期；一侧瞳孔缩小，一侧瞳孔扩大，并逐渐扩大，提示同侧脑受压血肿所在侧；双侧瞳孔大小变化无常，提示脑干损伤。

对脑疝的判断：常一侧瞳孔散大，光反应消失，有对侧偏瘫症，提示同侧幕上血肿引起小脑幕切迹疝的可能；晚期则有双侧瞳孔散大、固定。枕骨大孔疝发生：呼吸先骤停，继而昏迷，然后心跳停止。

2. 现场救护方法

1）保护头部，用衣物垫好头部，略加固定，解开衣领、腰带，同时制止头皮伤口出血，保持呼吸道畅通。

2）立即吸氧，进一步观察伤员的意识状态和瞳孔大小。

3）采取脱水疗法：①20%甘露醇 250mL 静滴，6h 或 12h 一次。②速尿 20～40mL 静注，6h 或 12h 一次；地塞米松 20mL，静滴。③根据伤员病情酌情使用。

（三）胸部创伤

车祸常常造成胸部的钝性伤，如挤压、冲撞、高处坠落等，常发生胸骨、肋骨骨折，心脏大血管破裂，支气管断裂或膈肌破裂，多为闭合性创伤。

（1）现场判断　伤员有胸痛、咯血、呼吸困难、呼吸运动异常，重者可有昏迷或休克等。骨折所致胸部变形，表现为胸壁凹陷，呼吸、咳嗽时由于胸部的运动，骨折处疼痛明显，胸部有压痛，有气胸发生时可扪及皮下气肿，合并血胸，引起呼吸困难，甚至窒息；局部皮肤有外伤性淤斑和血肿，听诊有呼吸音减弱、语颤异常等。

（2）现场救护方法　现场迅速抢救，清除口腔和鼻腔积血、分泌物及异物，保持呼吸道通畅；处理开放伤口，让伤员深吸气屏住呼吸，立即用宽厚敷料覆盖伤口，以绷带或胶布裹紧，变开放为闭合，取半卧位，搬运伤员；有肋骨骨折时，应固定骨折和胸部。

（四）腹部创伤

交通伤造成腹部损伤多为闭合性损伤，主要为挤压、撞击。

（1）现场判断　有多处伤史，受伤部位皮肤有擦伤、皮下淤血，主要症状为腹痛、恶心、呕吐，有腹部刺激症，听诊肠鸣音减弱或消失，休克等。

（2）现场急救方法　对危及生命者做紧急处理；对休克者，使用林格氏液、贺斯、706代血浆等输液，维持生命体征；迅速控制明显的外出血；禁食，进行生命体征的观察。

（五）骨盆骨折

（1）现场判断　汽车轮碾压易引起广泛软组织撕脱伤及严重骨盆粉碎性骨折，也容易发生多器官的损伤，常合并膀胱、尿道、直肠、坐骨神经和大血管的损伤。如骨盆骨折合并失血性休克，死亡率达 30%。对骨盆闭合性损伤，应检查受伤部位的肿胀程度、皮肤色泽、有无皮下广泛性淤斑和水泡，骨盆常不对称，双下肢不等长。如发现远端肢体苍白，表明末梢血循环不足，可判断为肢体血循环减少，有可能发生失血性休克。对开放性损伤，应观察创面大小，皮肤和软组织污染程度，有无明显出血，同时应检查尿道口有无血迹、会阴部有无淤血斑，可据此了解有无骨盆骨折和尿道撕裂伤的存在。伤员会有休克表现，伴腹痛、腹胀。有膀胱损伤者表现为下腹部疼痛，有尿意又排不出或排出少量血尿。有时可见会阴、耻骨及腹股沟等处皮下淤血斑。骨盆挤压或分离试验呈阳性。挤压耻骨联合处，常产生疼痛。

（2）现场救护方法　对出血均应以厚纱布取加压包扎法止血。有活动性大血管出血时，应采取手压法加压止血，如手压法止血无效时可用止血钳钳夹并进行结扎止血；固定搬运的程序如下：伤员取仰卧屈膝位，进行骨盆骨折固定，再进行搬运。

（六）四肢骨折

（1）现场判断　随着交通的日益发达，高速公路路面宽、车辆好、速度快，交通事故造成的四肢伤越来越严重而复杂。交通伤除了闭合性的软组织损伤或骨折外，还会造成开放性损伤、软组织广泛性挫伤及撕脱伤，常常伴有深部肌肉、肌腱、神经、血管的损伤和开放性骨折。除局部损伤外，车祸也常造成全身多处损伤。此外，致四肢伤的特点为多处伤，复合伤多，常并发休克、挤压综合征，特别是股骨干骨折容易发生脂肪栓塞而造成伤员死亡。

（2）现场救护方法　嘱咐伤员不要活动伤肢；检查伤肢，有伤口的应剪开或撕开受伤部位的衣物，显露伤口；对伤肢进行止血、包扎、固定、搬运。

第三节　地　震

一、地震灾害的成因与特点

（一）地震灾害的成因

地震是世界上最严重的自然灾害之一。一次地震所造成的伤亡，其严重程度主要取决于地震震级的大小、人口稠密情况以及当地抗震防灾的能力，其次与地震发生的季节、时刻、地区、环境与气候等因素有关。而震后作为主要紧急救援任务的医疗救护能否及时有效地展开，也在很大程度上决定了伤亡损失的大小。

1. 地震的成因

一般认为，地球内部物质处于不停的运动状态，在运动中逐渐聚积巨大的能量，组成地壳的大陆板块在不断运动中相互挤压，地球内部的能量会使地壳及其上部的岩层发生断裂，或使原有的断层发生新的位置错动，形成地震学上的构造地震，它占所有地震的90%以上。另外，因火山爆发、水库蓄水及矿山陷落等，也会产生相应的地震。

2. 地震发生的频次

一年之中，地球要发生不同大小的地震500万次，但其中6级以上的仅约100次，7级以上的约18次，8级以上的约1～2次。一般超过4、5级的地震，就可能成为"破坏性地震"。

3. 地震的地域分布

全国的地震活动呈带状分布，主要有两大地震带：环太平洋地震带和亚欧地震带。

我国处在世界这两大地震带之间。太平洋板块和印度板块以及菲律宾海板块的挤压作用，使我国区域内的地质构造十分复杂。现已探明，曾发生过强烈地震的活动构造带（或称为主要地震带）在我国大陆上有23条之多。按我国国家颁发的现行地震烈度区划图，我国41%的国土，50%的城市（其中包括70%的百万以上人口的大、中城市）地震基本烈度都处在Ⅶ度或Ⅷ度以上的高烈度区。凡地处高烈度区者，必须依据《中华人民共和国防震减灾法》等法规规定，采取必要的防震减灾措施。

（二）地震灾害对人类的影响

1. 原生灾害

（1）地形地貌剧烈变化　破坏性地震可出现地质断层，地裂缝，地面倾斜、隆起、塌陷以及房倒屋塌，造成巨大人员伤亡和社会财物的损毁。

（2）瞬间造成大批人员伤亡　短短几秒钟，大批建筑物倒塌，成百上千甚至数万、数十万人顷刻之间压在废墟之中，砸死压瘫、头破血流、断手断腿。据当年唐山救灾资料，地震致人受伤的部位统计见表5-2。

表5-2　地震时人体受伤部位统计

受伤部位	医院（%）	地震现场（%）
头面部	8.1	10～15
胸背部	12.1	11～16.2
腹部	1.6	3.6～4.0
骨盆部	14.7	4.9～13.5
四肢	40.3	21.4～37.1
脊柱	15.3	10.2～14.8

（3）给人巨大的精神打击，诱发各种应激性心身疾病　地震中不乏因心脏病或休克致死的。震后急性应激性反应，使灾民们普遍出现焦虑、抑郁、恐怖、狂躁等病态心理行为。震后迟发性应激性反应，即使灾害已经过去多年，灾民们依旧存在失眠、噩梦、触景生情、不能自拔等许多心理行为障碍，甚至影响正常生活。由于灾害应激作用，诱发各种心身疾病，如高血压、冠心病、消化道溃疡、妇科疾病等。

2. 次生灾害

地震除建筑物倒塌造成直接伤害外，还可能引发诸如火灾、水灾、海啸、砂土液化、滑坡、泥石流、漏电电击、毒气泄漏、细菌扩散、核泄漏、放射性物污染及灾后瘟疫蔓延等次生灾害。次生灾害不仅加重原生灾害的灾情，其破坏力、杀伤力甚至可能超过原生灾害。

3. 地震对人的伤害

地震导致巨大人员财产损失，其破坏程度又与人口密度、地形地貌、经济发展情况有直接关系。造成人员大量死亡，最主要的原因是建筑物由（或其他物体）倒塌破坏引起，由此引起的死亡人数约占整个地震死亡人数的95%。其余是由破坏性地震引发的次生、诱发灾害造成的。如火灾引起的烧伤死亡；海啸、湖啸等水体激动发生水灾引起的淹溺死亡；工厂毒气泄漏造成中毒死亡；山崩、地陷、饥饿、瘟疫、社会动乱等原因造成的死亡。

（三）地震现场的特点

1. 遭灾面积大

发生4.5级以上的地震，即有可能成为破坏性地震。地震灾害一旦发生往往涉及县、市、省，甚至多个国家，遭灾面积很大。

2. 破坏严重

严重地震灾害的破坏力极强，甚至是毁灭性的。整个城市的建筑、生命供给系统、医院卫生设备、交通道路和桥梁都可毁于一瞬间，由此造成大批人员伤亡和社会失控甚至瘫痪。

3. 次生灾害多，灾情复杂而严重

发生地震灾害的同时，常诱发或引起多种次生灾害，如火灾、水灾、海啸、滑坡、泥石

流、毒气或放射物外泄中毒事件、交通事故，以及灾后温疫扩散蔓延等，致使灾情更加严重复杂，救灾防病工作更为困难。

4. 伤亡大

发生不同等级的地震，可能造成不同数量的人员伤亡。轻则无人员伤亡，重则伤亡数十、数百、数万、甚至数十万人。而且，地震造成的身体伤害通常较为严重，主要是头颅外伤、脊柱脊髓损伤、多脏器损伤、骨折、大出血、休克、挤压伤、烧伤以及心理、精神应激反应导致的各种心理、行为、精神障碍等，病情复杂而严重，抢救困难。

5. 现场危险大

一旦发生地震，受损的建筑物随时都有可能倒塌，崩裂崩断的燃气管道、电线电缆可能引发燃爆和毒物泄漏等次生灾害，随时发生的余震也会增加地震现场的危险性。

6. 要求综合救援

鉴于地震灾害的破坏力强，灾情严重复杂，人员伤亡巨大，社会功能损失惨重甚至失控瘫痪，必须依靠外来的综合救援，既要做紧急医疗救援、卫生（防疫）救援，还要排险、救困、洗消、防爆等，难度很大，必须有救灾的各相关部门的通力合作，才能产生好的效果。更重要的是，必须平时加强防震减灾意识，切实按照防震减灾、救灾防病预案要求，扎扎实实做好防灾抗病准备工作，才能有效应对破坏性地震，将其危害及人员伤亡减少到最小。

二、地震现场救援

1. 做好地震前的医疗救护与卫生防病准备

1）加强领导，建立健全高效、统一的组织保障系统。
2）建立抗震救灾医疗救护与卫生防病的技术保障系统。
3）建立地震灾害医学信息网络及资料库。
4）做好抗震救灾医疗救护与卫生防病所需的经费、药品、血源、物资的筹集、储备、使用和管理。
5）加强医疗救护与疾病控制机关设施和设备的抗震能力。
6）开展医学自救互救和卫生防病的科普知识教育。

2. 破坏性地震发生后，做好医疗卫生救援的应急措施

（1）学会逃生保命，自救互救　学会在灾害事故中逃生保命具有实际意义。留住性命，才有可能去救助他人，或值得被他人所救。但外援未到之前，灾民间的自救互救十分重要。是否能在劫难中求生，或少留伤残，往往取决于在灾后的不长时间内能否得到及时有效的救助与医治。所以，不失时机地进行自救互救，是地震救援工作的第一步。

（2）做好紧急医疗救护　地震危害大，伤亡重，需要医疗救援的任务既急又重。鉴于地震所致伤害除心理、精神损害外，主要是颅脑外伤、脊柱脊髓损坏、多脏器复合伤、骨折、大出血、挤压伤（挤压综合征）、休克、窒息、中毒、烧伤、冻伤、核辐射等，为求实效，不仅要求多学科专业知识与技能的综合运作，还要求医、药、护、后勤、领导等各方面的协同作战。

（3）做好紧急卫生救援　地震造成惨重伤亡，大批人畜尸体如不能及时妥善处理，必然

会产生腐烂，恶臭加蚊蝇虫滋生，会进一步恶化环境。再加上原有食物、营养、饮水、燃气、上下水管道、周围自然环境等生命供给线因地震而破坏，可使灾民的生命给养难以正常维持。人体在异常应激和极度疲惫的状态下，抗病能力显著下降。食源性疾病、肠道传染病、营养问题、各类过敏、中毒，以及各种隐性疾病、传染病，都将陆续发生。为了实现"大灾之后无大疫"，做好紧急卫生、救援是重要的关键性环节，重点做好以下工作：疫情监测与报告，饮水卫生、食品卫生、环境卫生、预防控制中毒事件，加强对蚊蝇鼠等病媒生物的监测与控制，并做好防疫人员自身的防护。

（4）需要做好综合救援　为了有效救出震灾后废墟中、火场中、爆炸险情中以及毒物外泄环境中的遇难者，必须充分发挥消防队员、武装警察、防化兵及工程兵等专业救险人员的作用；面对大批伤员后送任务，以及短粮缺水少衣物的困境，必须依靠交通运输、后勤保障方面的救援；在党和政府的统一领导下，依靠各政府行政职能部门，如公安、消防、卫生、交通、能源等各方面的协调作战，以保障救灾防病工作紧张有序进行，取得实效。

地震现场救援的特殊要求：鉴于地震现场灾情复杂危险，易发次生灾害，施救者必须注意自身安全防护，只有自己不受伤、不减员，才能确保战斗力。

3. 做好地震灾害后期的医疗救护和卫生防病工作

1）开展灾区医疗卫生机构的恢复重建工作。

2）做好灾区伤残病人的治疗与康复工作。

3）继续做好灾区的卫生防病工作。

三、地震常见伤急救

地震常见伤为挤压伤。挤压伤广义上是指机体任何部位受挤压，导致组织结构的连续性受到破坏和功能障碍。本节所讲的挤压伤特指人体肌肉丰富的部位，如四肢、躯干，受压榨或挤压所造成的损伤，可表现为局部组织的肿胀、感觉异常、功能障碍等，可出现骨筋膜腔隙综合征以及由于肌肉组织坏死而出现的挤压综合征。其定义是由肾病学家 Bywaters 和 Beal 在 20 世纪 40 年代，针对在伦敦遭受空袭后四肢被压的伤员所表现出的症状所提出的，主要特征为休克、肢体肿胀、茶色尿以及伴随出现的肾衰竭。

（一）病理生理学特征

1. 肌肉组织的损伤

1）外力的直接压迫可使肌肉组织局部缺血，或者压迫或破坏肌肉的供血血管，最终导致细胞死亡。细胞受损和死亡的时间与挤压力有关。骨骼肌通常能忍受局部缺血长达 4h 而不会造成永久性损伤。而在受压 6h 后，肌肉组织则通常发生不可逆的坏死。

2）挤压力可造成肌肉细胞的直接损伤。可引起细胞的需氧新陈代谢降低，进一步加剧血流减少造成局部缺血的情况。

2. 再灌注损伤及肌肉组织损伤后物质的释放

肌肉细胞缺血及坏死后可产生大量有毒物质，而外力的压迫可阻止这些物质进入全身循环系统，当外力压迫解除后，可随血液循环产生系统性危害。这种物质的释放可持续达 60h。

这些毒素及其对机体的作用有：乳酸（代谢性酸中毒、心律失常）；氧自由基（导致机体进一步损害）；组胺（血管舒张、支气管痉挛）；肌红蛋白（肾功能衰竭）；磷酸盐和钾（心律失常）；嘌呤/尿酸（进一步引起肾脏损害）等。

3.肢体再灌注后的其他损伤

1）低血容量及低血容量性休克。肢体再灌注后，液体可能大量迅速地在损伤肌肉累积。其容积可与患者的胞外容积（一个75kg的成人约为12L）相等，从而导致患者血容量不足，并可出现低血容量性休克。

2）筋膜腔隙综合征。由于筋膜覆盖区中的压力增加时筋膜不能提供可以扩展的空间，肢体再灌注后，液体可大量累积，腔隙中的压力就会随之增高，可造成肌肉的进一步缺血和坏死，并可压迫其间走行的神经，导致神经坏死。

（二）现场评估

挤压伤患者最初可能无明显症状或体征，所以医务人员在现场救治伤员时必须保持高度警惕以防患者出现挤压综合征。如在去除压迫的外力前后，未能及时跟上非常积极的临床预防与处理，很容易出现挤压综合征，预后不佳。因此，针对挤压综合征的治疗应开始于救援之前。通常情况下若大面积肌肉组织受压，如下肢或骨盆，通常4～6h压迫的过程可造成挤压伤综合征的发生，但在严重挤压的情况下，1h也可发生。

（1）症状及体征　以下可部分或全部出现。

1）皮肤损伤：可能是轻微的。

2）受伤部位的肿胀：通常出现较晚。

3）麻痹：挤压伤可造成麻痹，但容易被误认为是由脊髓损伤所致。

4）感觉异常，麻木：可能掩盖损害程度。

5）疼痛：获救后通常会加重。

6）脉搏：肢体远端脉搏可能触摸不到。

7）肌红蛋白尿：尿可能会变成暗红色或褐色，说明存在肌红蛋白血症。

（2）高钾血症　在挤压伤患者中，致命性的高钾血症随时都可能发生。这些高钾血症患者可不合并肾衰竭。在紧急生化检测困难的情况下，心电图（ECG）可以大致评估高钾血症的程度。ECG的动态检测更有助于评估高钾血症。

（3）筋膜腔隙综合征　挤压伤也可引起筋膜腔隙综合征，发生于肢体的可称为骨筋膜腔隙综合征，以前臂、小腿为多见。在灾难现场多由致伤外力压迫所致，也可因现场骨折局部固定过紧所致。一般影响微血管，而大血管不受影响，主要呈现局部性的肢体损伤和病理生理学的改变，其主要症状与体征如下。

1）疼痛：最常见，呈持续、剧烈、弥漫性的特点。

2）肌肉的被动伸展痛。

3）感觉异常、麻木，在发生筋膜腔隙综合征以下的部位失去感觉，并向远处放射。

4）筋膜腔隙压力增高：可通过直接测压确定，灾难救助现场不宜实施。可通过触诊局部肢体感觉异常绷紧初步评估。

筋膜腔隙综合征早期大动脉未受压时，可触及受累肢体远端脉搏，随病程进展，筋膜腔隙内压力进一步增高，大动脉受压，可出现无脉。往往此时需要进行手术治疗。因此无脉不适用于筋膜腔隙综合征的早期诊断。

（三）灾难的现场处理

在灾难现场，所有挤压伤患者的现场急救起初均应按照多发伤处理。应注意灰尘防护，保证受困者气道通畅。救援现场应保证通风使受困者有足够的氧气供应。可使用便携式脉氧检测仪或通过临床评估了解被困者氧合情况。因救援现场条件限制，对需要氧气支持的受困者，应使用适当的、最低的氧流量改善受困者氧合情况，并给予积极的循环支持，抗休克治疗。因此，在救援现场医疗人员与其他救援人员应密切合作，以保证受困者在救援开始之初即可接受医疗救助。

1. 救援前的干预措施

因灾难现场情况复杂，为保证救援人员及被困者的安全，医疗人员应在其他搜救人员的帮助下展开医疗救援。如受困时间超过 1h，伤者即可能出现挤压综合征。为提高现场救援及后期治疗的成功率，必须迅速采取措施，积极预防肾脏及其他系统的并发症。静脉补液是治疗挤压综合征的主要方法。起初患者任何既存的脱水或失水应予纠正。而在患者脱困前，应使患者体液量恢复至基本正常。其需要补液量较大，可能达数升。补液应选用生理盐水，避免使用含钾的液体，如林格液。因此救援被困者期间，应尽可能在其四肢找到一条可用的静脉，并建立静脉通道以 1L/h 的速度输入等渗盐水[10～15mL/（kg·h）]，且静脉补液应在整个过程中持续进行。如果救援时间延长（>4h），因无法有效检测尿量，为避免出现容量负荷过重的情况，应对补液量进行相应调整。这种积极的血管扩张疗法能避免出现当患者的挤压力被移除和局部缺血再灌注时经常发生的迅速死亡（也称获救即亡）的情况。

2. 救出后即刻处理

被困者被救出后，应立即评估生命体征，按多发伤评估病情。可使用 CRASHPLAN [C（circulation，心脏及循环系统）、R（respiration，胸部及呼吸系统）、A（abdomen，腹部脏器）、S（spine，脊柱脊髓）、H（head，颅脑）、P（pelvis，骨盆）、L（limb，四肢）、A（arteries，动脉）、N（nerves，神经）]或 ABCDE 检查顺序，进行病情分类后采取相应处理。对于挤压伤的患者，应例行检查是否有小便排出。如条件允许，应放置膀胱留置导尿管[尤其对于意识丧失，和（或）有骨盆及腹部外伤的患者]以确定尿量。如无导尿管，应检查患者的内裤，内裤潮湿或有小便气味提示患者有小便。如患者神志清楚，可通过询问获知有无小便。如患者无尿，现场对症处理后迅速转入院内治疗。如患者有尿（即使尿量很少），应立即静脉补液治疗。

3. 静脉补液治疗

静脉补液主要使用生理盐水或低渗盐水（半等渗：0.45%氯化钠+5%葡萄糖），碳酸氢钠及甘露醇。使用碳酸氢钠的目的是为了保持尿液 pH 在 6.5 以上，预防肾小管内肌红蛋白及尿酸的沉积。甘露醇通过提高血管内渗透压一方面可以通过利尿作用，防止肾小管中凝集物沉淀，从而保护肾功能；另一方面可以通过减轻组织水肿，降低骨筋膜腔隙的压力，治疗筋膜腔隙综合征。

对有尿患者，即使尿量很少，静脉补液仍应维持在 1L/h。此阶段最好采用低渗盐水（半等渗：0.45%氯化钠+5%葡萄糖）进行补液。补液 1L 或 2L 后，可予低渗盐水中加入 50mEq 碳酸氢钠（通常第一天总量为 200～300mEq），以保持尿液 pH 在 6.5 以上。若尿量超过

20mL/h，可在液体中加入 20%甘露醇 50mL[甘露醇 1～2g/（kg·d），总量 120g，输入速度控制在 5g/h]。此种加入了碳酸氢钠和甘露醇的混合液体即为"甘露醇—碱性液"。

补液治疗的目标是保证每小时尿量超过 300mL。通常情况，使用 12L"甘露醇—碱性液"混合液后可排出 8L 尿液。补液量应参考患者体重、年龄等因素，适当增减。在补液过程中应密切检测尿量，如条件不许可，应适当减少"甘露醇—碱性液"的输入量（如每天 4～6L），避免引起医源性容量超负荷。应当避免使用可能导致尿酸性化的髓袢利尿药（如呋塞米）。

本方案可持续到肌红蛋白血症消失（临床可以尿液颜色正常为终点），通常出现在创伤后 2～3 天。此后，可逐渐减少"甘露醇—碱性液"的输入量。如在治疗过程中出现代谢性碱中毒（血气分析中 pH>7.45），可静脉推注 500mg 乙酰唑胺。禁忌应用甘露醇于无尿的患者，且甘露醇每日应用总量不宜超过 200g，超过此量可导致肾衰竭。

4．高钾血症的治疗

高钾血症在挤压伤患者中发生率及致死率极高。为了降低风险，如患者存在高危因素（严重的肌肉损伤，无尿，心电图特征性改变等情况），在救援现场即可采用经验性治疗。具体治疗方案见表 5-3。

应反复测量生化指标以明确治疗效果，如果不能做生化检查，也可反复进行 ECG 检查作为监测。

5．低钙血症的治疗

由于横纹肌溶解过程中钙沉积于肌肉组织，故可导致低钙血症。而在恢复期这些钙会再次释放入血，过分积极地补钙可能增加高钙血症的风险。应注意如若无明显低钙血症的临床表现，如痉挛、心律失常（可见心律不齐、房室传导阻滞），可不予纠正。

表 5-3　高钾血的紧急处理

措施	起效/持续时间	作用机制	用药方式	备注
葡萄糖酸钙	1～2min/ 1～2h	恢复心肌细胞膜兴奋性	10mL 10%的溶液静脉推注 2～3min，高钾血症临床症状消失后停止使用	用药时密切监视 ECG，使用洋地黄及其相关制剂的患者禁用或慎用
碳酸氢钠（8.4%）	0.5～1h/ 1～2h	使钾进入细胞内	50mL NaHCO₃，溶于 50～100mL5%葡萄糖水或等渗 NaCl 中，0.5～1h 内输完	可能造成容量超负荷，加重低钙血症症状；对代谢性酸中毒的患者效果特别好，与葡萄糖、胰岛素联合使用有增效作用
胰岛素和葡萄糖	1h/4～6h	使钾进入细胞内	3～5g 葡萄糖加入 1 个单位胰岛素（如果肾衰竭已经发生，每 10g 加入 1 单位胰岛素），通过中心静脉置管（CVP）以 250mL/h 的速度加入高糖水（20%～30%）可更快显效	对挤压伤的患者可能无效，用药后应再静滴 5%葡萄糖水（不加胰岛素），否则可能出现低血糖危象
β₂肾上腺素受体阻断药	0.5～1h/ 2～4h	使钾进入细胞内	10～20mg 加入 4mL 盐水中雾化吸入，吸入时间为 10min 以上或 0.5mg 静脉滴注	可能会导致心动过速,心律失常或心绞痛；对活动性冠状动脉疾病患者无效
呋塞米	1～2h/不定	通过肾脏排钾	100～500mg 静脉滴注	对无尿患者无效；肾衰竭患者使用剂量至少为 120mg
血液透析	0.5h/ 5～6h	通过透析从体内排钾	由透析治疗组实施	最有效的治疗方式。如果有需要，一天内可进行数次；对挤压综合征的患者可能疗效不足
腹膜透析	3～4h/透析时持续存在	通过透析从体内排钾	由有经验的肾科医生实施，后继操作和观察可交给有经验的护士或医学生	

低钙血症的纠正最好有生化检验结果做参考。如需要纠正低钙血症，可采用葡萄糖酸钙静脉推注进行紧急处理，并根据检测结果调整用量。应注意含钙溶液不可与碳酸氢溶液共用一个输液管道。

6．伤口的处理

开放性伤口应尽量及时予以清创，止血及缝合、无菌敷料覆盖，以减轻创面污染及体表失血情况。夹板固定患肢于平卧位有助于抑制水肿和改善血供。避免冰敷，并注意观察患肢情况，密切观察是否有筋膜腔隙综合征。静脉使用抗生素预防及控制感染，如无明显禁忌证，可予镇痛药物对症治疗。

7．抗休克裤的使用

要使用充气抗休克裤，其可导致筋膜腔隙综合征或挤压综合征。

8．筋膜腔隙综合征的治疗

应避免在野外环境下行筋膜切开术，这可加重患者感染及失血的风险。筋膜切开术应在挤压伤致筋膜腔隙综合征的 6h 内进行。其唯一指征是末梢动脉搏动消失，且应排除其他原因所致，如休克、大动脉阻断等情况。

9．截肢

除非因患者受到危及生命的危险，如建筑物倒塌、淹溺，需要立即救出或者必须截肢才能救出的情况，才可采用。在此种情况下截肢，患者出现失血及感染的风险极大。

第四节　水　系　灾　害

一、水系灾害特点

水系灾害分洪涝灾害和海难灾害。洪涝灾害的祸患，有明显的阶段性，包括洪水暴发瞬间的原生灾害，以及水灾之后由水灾引起的次生灾害。海难灾害对遇险人员生存的威胁大，遇险人员尤其是落水人员的生存受到气温、水温和海洋生物的威胁，过低的海水温度会使落水者很快失去意识。

（一）洪涝灾害特点

（1）原生灾害　洪涝灾害直接对人的伤害主要是淹溺、浸泡、受寒、断粮饥饿，建筑物倒塌损伤，应激性心理、精神损伤等。

1）受洪水淹溺，可能被泥沙活活掩埋，或呛入异物（泥沙、水草等）致人窒息；吸入大量河水，能致肺水肿、血液稀释、电解质紊乱，甚至可因心功能、肺功能、肾功能衰竭、缺氧、脑水肿等，导致死亡。溺水者即使心肺复苏成功，也容易继发感染。

2）大批建筑物被冲毁，可造成人员伤亡，尤以颅脑外伤、脊柱脊髓损伤、骨折、出血、挤压伤、休克等多见。

3）洪水漫溢，人畜粪便及腐败的尸体污染水源，不洁饮水和变质（或受污染）食物均会引起腹泻等食源性疾病，甚至引起痢疾、伤寒、肝炎等肠道传染病的暴发流行。灾民长时间浸泡水中，除容易罹患浸渍性皮炎等皮肤病外，水源性传染病（如钩端螺旋体病）、寄生虫病（如血吸虫病）的感染机会也会大大增加。毒虫和蛇等生物随洪水泛滥进入人居地区，可能发生毒虫、蛇兽蜇咬事故，以及虫媒传染病等。

4）洪水冲毁家园，缺衣少食，人居环境恶化，抗洪大军还要经常浸泡在洪水中作业，机体抗病能力普遍下降（老弱病幼者更加严重），容易引发各种疾病，尤其是传染病。

（2）次生灾害　常见次生灾害有火灾、电击伤、冻伤、中毒、灾后瘟疫，以及由于社会秩序混乱所致的伤害。

1）洪水冲垮家园，灾民流离失所，聚居于简陋拥挤的帐篷，因烤火取暖或炊事失慎，容易引发火灾，造成人员伤亡。

2）天气寒冷，没有取暖设备（如帐篷），可致人冻病。

3）野外生活，易遭受蚊虫侵袭，导致虫媒传染病（如乙脑等）的发生与流行。

4）在水中的带电电缆、倒塌电杆上的电线，会使人遭到电击而受伤。

5）被洪水浸泡而外溢，冲入水源或污染食物的农药、毒物和放射性物质，可致人中毒，甚至危及生命。

6）暴发洪水之后，环境破坏尤为严重，常暴发瘟疫（流行传染病）。灾后瘟疫是洪涝灾害的主要次生灾害，其危害有时超过水灾本身。

（3）对人体的危害　洪涝灾害主要是因连降暴雨造成山洪暴发，形成特大洪水，使江河、湖泊、水库水势猛烈上涨漫溢，堤坝决裂，在较短时间内大片农田被淹，来不及躲避者可能被洪水卷走而淹溺死亡，尤其老人和儿童更容易受害。其次是各类创伤，由于建筑物的倒塌，可产生大量受挤压伤的伤员，且大多伤情复杂，常常伴有复合性损伤。

洪涝灾害后人畜尸体腐烂，粪尿外溢，水源污染严重，食物缺乏，衣被短缺，居住条件简陋拥挤，蚊蝇滋生等，生活环境极差，灾民抗病能力普遍降低，易形成各种传染病的流行，且疫情往往比较复杂，给灾区人民带来更大的危害。

1）呼吸道疾病：由于洪涝灾害可能连降大雨，使气温骤降，灾民被洪水围困在某一高处等待营救，终日受风吹雨淋的寒气袭击，再加上缺衣少食，抵抗力下降，易患上呼吸道感染、流行性感冒及其他呼吸系统传染病，且极易流行。

2）消化道疾病：洪涝灾害极易引起水源严重污染，饮水来不及消毒，易引起消化道疾病的暴发流行。常见的有细菌性痢疾、急性胃肠炎，甚至可发生伤寒和副伤寒等疾病的流行。在灾后1个月左右可发生病毒性肝炎（如甲型肝炎）的流行。

3）虫媒传染病：洪涝灾害后长期积水，使蚊虫大量滋生繁殖，传播疾病，如疟疾、流行性乙型脑炎、登革热、丝虫病等均可在灾后1个月内流行。

4）动物传染性疾病：如钩端螺旋体病、布鲁杆菌病和狂犬病在洪涝灾害时也经常流行。

5）其他疾病：如食物中毒、脑炎、心肌炎、腹泻、流行性出血热、急性出血性结膜炎、毒蛇咬伤、浸渍性皮炎、各种营养缺乏病等。

（二）海难灾害特点

（1）海难救援组织指挥复杂　海难发生的地理位置和规模不同，救援力量组成也不同。

尽管大多数海事国家都有协定，由于投入的救援力量组成可能涉及不同国家、部门，救援的指挥复杂，协调不好可能导致海难救援的延误和遇险人员生命财产的丧失。

（2）救援工作受海情气象条件影响大　天气情况直接影响海上的能见度和对落水者的搜救，在海上能见度较好的情况下，肉眼可以发现 2n mile 外的救生筏和 1n mile 外的落水者。而遭遇恶劣天气或在夜间，即使是具有照明设施的救援船搜救范围也只能有 200m 左右。

（3）海上医疗救治后送困难大。救援船上的医疗设备、力量相对较弱，许多伤员要安排后送。由于受救援力量和海难位置的限定，往往救治后送比较困难。

（4）海难救援对援救器材依赖大。海难救援的各个环节都需要各种先进的器材，如通信、运送、搜救、医疗等。

（5）对遇难人员影响　海难发生后，死亡威胁着每一个遇险者，使他们在心理上、行为上、生理上发生一系列变化。

1）心理状态变化：在救生艇、救生筏上，落水的求生者要面对寒冷或酷热、干渴、饥饿、晕船、呕吐等各种险恶的环境和困难，漫长的甚至是渺茫的等待救助在心理上会产生应激和心理失衡。

2）行为变化特征：海难突然降临后，遇险者在应激的心理状态下，行为往往偏离正常，出现异于平常的行动，常有骚动、呆滞、盲目行为、丧失理智、幻觉等不同表现。

二、水系灾害现场救助

由于水系灾害医学救助的环境特殊性，近年来对它的研究与实践在全球范围内发展非常迅速，在较短时间内就已经形成了涉及医学救助、治疗、心理、康复、基础研究的顺序维度；涉及各种水系灾害、事故应急预案及救治方案方法的横向维度；涉及不同类型医疗救助计划、组织、装备、实施的垂直维度。这三个维度共同组成立体、完整的灾害救助体系。

（一）洪涝灾害救助

1. 伤员伤情重、伤类复杂

洪涝侵袭可造成大批人员伤亡，出现大量淹溺、骨折、外伤等单纯伤员或复合性伤员，由于伤类伤情复杂，救助和救治工作难度大，对救助的技术和组织工作要求就更高。

2. 灾区救助工作复杂，必须严密组织

做好协同应急救援工作是一项系统工程，参加者除卫生人员外，还有大量的抢险救灾其他系统的人员，这就需要在统一指挥下做好协同。根据分工的任务，各尽其职、各负其责、相互支援、相互协同。在抢救伤员过程中，卫生人员除了对直接暴露的伤员进行抢救外，还需与抢险救灾人员配合，对在危险房屋内或塌压掩埋下的伤员进行抢救，对伤情病情严重的，一边进行急救处理，一边迅速后送救护站或医院。

（二）海难灾害救助

海难发生后，许多因素威胁着遇险者的生命，如寒冷、饥饿、缺水和海水浸渍等。

1．寒冷

海水水温都低于人体体温，特别是高纬度地区的冬季，海水水温较低，一般为 0～10℃。落水者在低水温作用下，机体热量大量丢失，中心体温下降。中心体温降到 35℃以下，称为体温过低，体温进一步下降会发生不可逆的损伤甚至死亡。

2．缺乏淡水和食物

海难发生后，尽管救生艇、救生筏上备有少量的淡水和食物，但是对长期待援的遇险者来说是远远不够的，更不要说使用个人求生工具的落水者。机体维持生命的淡水最低需要量为 500mL/d，无食物、有淡水，遇险者可生存 30～50 天；有食物、无淡水，只能生存 2～3 天。淡水供应过少则出现脱水现象，特别是气温较高时，脱水现象更明显。因为海水含盐量约为 3.5%，如果饮用海水不但不能解渴，反而会加重脱水。机体要将 100mL 海水中的盐全部排出体外，还要额外损失 150mL 左右的水。饮用海水会增加泌尿系统的负担，加速死亡。

3．海水浸渍

广义的海水浸渍伤害指人体浸泡于海水中，海水的理化因素、海洋生物包括微生物对人体造成的伤害。肢体长期浸泡于海水中，加上体位固定、缺乏活动，会使肢体局部循环功能发生障碍、麻木、肿胀等。

4．晕船

救生艇、救生筏中的遇险者发生晕船是常见的，即使是经常出海的人员在救生艇上也可能出现晕船。晕船引起的呕吐会使遇险者丢失大量的水、电解质，发生电解质紊乱和酸碱失衡，造成遇险者头晕、疲劳、意志动摇和对获救丧失信心。

（三）水灾救援的特殊性

1）水系灾害发生时，不要心慌意乱，要保持头脑清醒，尽快离开危险区域，有组织地撤离到高坡或山地上，尽可能寻找可用于救生的漂浮物作为救生器材。落水人员应尽量避开水流和水面上的漂浮物。当水面上有柴油、汽油物质时，应赶快离开，以免吸入呼吸道和肺部。

2）被洪水围困或落水后，必须尽可能地保留身体的能量。水中漂浮是专门用于水中求生的一种方法，而不是尽快地游离现场，漂浮时所有的动作必须是自主性和松散性的，以尽量保留体力。

3）人在水中所遇到的最大威胁之一是寒冷。若体温迅速下降，会导致冻僵或冻死。在水中，穿衣服比不穿衣服体温下降慢得多，静止比游泳时体温下降慢得多。在预防和防止低体温的过程中，除了接近高处、船只、救生人员或其他可抓靠的物体外，一般不要游泳。不必要的游泳动作可使人体与衣物之间稍热的水流失。另外，手臂和腿部的运动可增加外周的血液循环，也可导致体热的迅速流失。因此，在水中尽可能地减少活动对预防低体温非常重要。

4）在等待救助时，应尽可能地靠拢在一起，一方面心理上可得到一些安慰和鼓励，更重要的是可以进行互救，并且易于被发现，从而得到及时的救援。

5）在水中救助时要注意不要被溺水者紧抱缠身，以免累及自身。如被抱住应放手自沉，使溺水者离开再救。若被溺水者紧抓不放，则可将手滑脱，然后再救。

三、水系灾害常见伤急救

（一）淹溺

淹溺是指人淹没在水中，由于呼吸道被异物堵塞或喉、气管发生反射性痉挛（干性淹溺，占 10%～20%）以及水进入肺后阻塞呼吸道（湿性淹溺，占 70%～80%），而造成窒息和缺氧。吸收到血液循环的水引起血液渗透压改变、电解质紊乱和组织损害，最后造成呼吸停止和心脏停搏而死亡者，称溺死。如心脏未停搏则称近乎溺死。不慎跌入粪坑、污水池和化学物贮槽时，可引起皮肤和黏膜损伤以及全身中毒。淹溺的进程很快，一般 4～5min 或 6～7min 就可因呼吸心跳停止而死亡。因此，要争分夺秒地进行迅速积极抢救。

淹溺的现场救助从发生淹溺到死亡平均历时 4～12min，因此现场急救至关重要。

1. 自救

不熟悉水性或误入水者，积极进行自救十分重要。首先，落水后不要心慌意乱，应保持头脑清醒。具体方法是：采取仰面位，头顶向后，口向上方，尽量使口鼻露出水面，以便能够进行呼吸。呼吸时，呼气宜浅，吸气宜深，则能使身体浮于水面，以待他人抢救。千万不可将手上举或拼命挣扎，因为举手反而容易使人下沉。会游泳者，若因小腿腓肠肌痉挛（抽筋）而致淹溺，应息心静气，及时呼救求得援救。同时，自己应将身体抱成一团，浮上水面，深吸一口气，再把脸浸入水中，将痉挛（抽筋）下肢的脚趾用力向前上方抬，使脚趾跷起来，持续用力，直到剧痛消失，痉挛即停止。

2. 互救

救护者应保持镇静，尽可能脱去外衣裤，尤其要脱去鞋靴，观察其位置，从其后方靠近，迅速游到淹溺者附近。对于筋疲力尽的淹溺者，救护者可从头部接近；对神志清醒的淹溺者，救护者应从背后接近，用一只手从背后抱住淹溺者的头颈，另一只手抓住淹溺者的手臂游向岸边。救援时要注意，防止被淹溺者紧抱缠身而双双发生危险，如被抱住，应放手自沉，从而使淹溺者手松开，以便再进行救护。如救护者游泳技术不熟练，最好携带救生圈、木板、绳索或小船等自卫工具。如救护者不熟悉水性，则可投下绳索、竹竿、木板等，使溺水者握住再拖上岸或高声呼叫，等待救援。

头及脊柱损伤淹溺者的抢救：①不要从水中移出受伤者；②保持病人脸朝上浮起；③等待帮助；④始终保持头颈的水平与背一致；⑤在水中保持和支持气道通畅。

若在暖浅水中发现无意识的淹溺者，不要试图将他移出，因盲目移出反而会加重伤情。若其有呼吸，使其保持面部朝上的姿势，支持其背部而稳定头及颈部。若水太深、太冷或有潮流，或需进行 CPR，则将其从水中移出，以防止进一步损伤。在水中稳定病人，并平稳仔细地移出病人很重要。若无背板或无其他硬支撑物可用作夹板时，不要轻易将病人从水中移出。很多淹溺者被发现时脸朝下浮起，必须翻转背部。

3. 徒手急救

在将溺水者脱离水面后，立即实施医疗急救。急救要领：一边拨打"120"一边实施现场急救，要点为立即清除呼吸道中的水与污泥、杂草，恢复呼吸与心跳。

（1）保持气道通畅　清除口鼻淤泥、杂草、呕吐物等，打开气道，如有活动义齿也应取出以免坠入气管；有紧裹的内衣、乳罩、腰带等应解除。做简单的控水处理，但不可因倒水时间过长而延误复苏。

（2）控水处理　这是指用头低脚高的体位将肺内及胃内积水排出。最常用的简单方法是：迅速抱起患者的腰部，使其背向上，头下垂，尽快倒出肺、气管和胃内积水；也可将其腹部置于抢救者屈膝的大腿上，使头部下垂，然后用手平压其背部，使气管内及口咽的积水倒出。在此期间抢救动作一定要敏捷，切勿因控水过久而影响其他抢救措施。控水以能倒出口、咽及气管内的积水为度，如排出的水不多，应立即采取人工呼吸、胸外心脏按压等急救措施。

（3）人工呼吸、胸外心脏按压　对呼吸、心搏停止者应迅速进行心肺复苏，尽快进行人工呼吸及胸外心脏按压，口对口呼吸时吹气量要大。首先要判断有无呼吸和心跳，以自己的侧面对着患者的口鼻，仔细倾听，并观察其胸部的活动，同时可触摸颈动脉，看有无搏动。若呼吸已停，应立即进行持续人工呼吸，方法以俯卧压背法较适宜，有利于肺内积水排出，但口对口或口对鼻正压吹气法最为有效。若救护者能在托出溺水者头部出水时，在水中进行口对口人工呼吸，对患者心、脑、肺复苏均有重要意义。如溺水者尚有心跳，且较有节律，也可单纯做人工呼吸。如心跳也已经停止，应在做人工呼吸的同时做胸外心脏按压。成人胸外心脏按压与人工呼吸的比例为30:2。胸外心脏按压的正确位置应在两乳头连线与胸部前正中线的交点或胸骨的上 2/3 与下 1/3 的交界处，抢救者以手掌的掌根部置于上述按压部位，另一掌交叉重叠于此掌背上，其手指不应加压于患者的胸部，按压时两臂伸直，用肩背部力量垂直向下，使胸骨下压 5～6cm，然后放松，但掌根不要离开胸壁，按压频率为 100～120 次/min，连续按压 30 次再做人工呼吸 2 次，若有室颤，应尽早电除颤。人工呼吸吹气时气量要大，足以克服肺内阻力才有效。经短期抢救心跳、呼吸不恢复者，不可轻易放弃。人工呼吸必须直至自然呼吸完全恢复后才可停止，至少坚持 3～4h。

（4）复温处理　复温对纠正体温过低造成的严重影响是急需的，使患者体温恢复到 30～32℃，但复温速度不能过快。

（二）低温症

体温过低是指遇险者身体暴露在水中，特别是落于低温水中，使身体热量丧失而出现的低体温现象，一般指中心温度（直肠温度）低于 35℃。由于水的热传导率是空气的 25 倍，遇险人员落水后在水中丧失的热量比在同样温度的空气中要多，速度更快。当中心体温低于 35℃ 时，可发生"低温昏迷"，意识逐渐模糊，动作笨拙，呆滞。当中心体温低于 31℃，就会完全失去知觉，出现心房、心室纤维颤动。当中心体温低于 28℃，血管出现硬化。当体温下降到 24～26℃ 以下时，人员就会死亡。体温过低可引起多脏器损害，酸碱平衡失调，严重时还会发生心功能不全、急性肝肾功能衰竭、脑水肿和肺水肿等。另外由于体温下降导致的神经错乱、意识模糊和肌肉痉挛等，常常会引起落水者发生淹溺。

捞救上来的落水者存在体温过低时，应采取措施复温和改善通气。将伤病员转移到温暖的房间里，遇险者如果神志清醒，并能叙述自己的遭遇和回答询问，脱下潮湿的衣服换上干衣服或裹上毛毯在不低于 22℃ 的环境中休息，即可逐渐恢复体温。休息的同时给予伤员热饮料，如热牛奶、糖开水，但不能给予伤员酒类或含乙醇（酒精）的饮料。急性低体温者一般都存在血氧过低，应鼓励咳嗽和深呼吸以改善低氧症状，有条件的可给予面罩或鼻导管吸氧。

1. 低温症常用的复温方法

（1）快速水浴复温法：除去遇险者浸湿的衣服，转移到温暖的房间，测直肠温度。当直肠温度在 30～32℃以下时，伤员体温调节系统功能已失调，不能自行复温。将伤员浸泡于40～50℃的热水中，以迅速复温。水浴时间不超过 10min，水浴后擦干身体用被子或电热毯裹好保暖。如体温增加不超过 1.1℃时，隔 10 min 再水浴一次，直到体温恢复正常。

（2）热水冲浴复温法　除去遇险者浸湿的衣服，用 40～42℃的热水持续冲浴加温，以躯体为主，并保持室温 25℃以上。

（3）湿热敷复温法　除去遇险者浸湿的衣服，用毛巾被或浴巾包裹全身，再倒 40～42℃的热水，每隔几分钟倒 1 次，直到体温恢复正常，并保持室温 25℃以上。

（4）电热毯复温法　采用此法复温时，因加热不均匀，温度不易控制，通常用于病情较轻的低体温遇险者（直肠温度高于 33℃），或作为辅助复温方法。

（5）体内复温法　常用的体内复温法有静脉输注（40±2）℃生理盐水或 5%葡萄糖液，或采用温热生理盐水灌肠。其他如腹膜透析法、腹膜灌洗法、体外血液加温法等复温效果优于体表复温法，但其对设备条件、技术条件要求高，一般只用于救治程度较重的体温过低的遇险者。

2. 低温症快速复温的注意事项

1）立即进行复温，复温过程中连续检测体温。

2）室温和复温用的热水温度控制准确，要进行测定而不能凭经验估计。

3）不能采用按摩、药物和酒精类涂擦的方法促进遇险者的血液循环，也不能采取局部加温或烤火的方法复温。

4）复温过程中应注意纠正低血糖，及时输注加温的 5%葡萄糖液或 5%葡萄糖盐水。伤员意识清醒、体温基本正常后可给予热的糖水、饮料。

第五节　泥　石　流

一、泥石流的成因与特点

泥石流是产生于山区的一种严重的地质灾害，它是由暴雨、冰雪融化等水源激发的含有大量泥沙石块的特殊洪流。泥石流中固体物质的体积含量一般超过 15%，最多可达 70%～80%，是碎屑与水组成的高容重两相混合流体。其特征是突然爆发，浑浊的流体沿着陡峻的山沟前推后拥，在很短的时间内将大量泥沙石块冲出沟外，在宽阔的堆积区横冲直撞、漫流堆积，常常给人类生命财产造成很大危害。泥石流的发生与山地环境的形成演化过程息息相关，是环境退化、生态失衡、地表结构破坏、水土流失、地质环境恶化的产物。人口的增长以及人们在山区的不合理的生产活动，在很大程度上加剧了泥石流的形成和发展。

（一）泥石流的成因

泥石流是由于暴雨、冰雪融化等水源激发引起的一种地质灾害。形成泥石流，必须具备3 个要素：

1）陡峻而又便于积聚水、积聚沙石之物的地形地貌。

2）周围有丰富的松散的沙石泥土。

3）短时间内积聚大量水源。

当上述3个要素具备，沙石泥土液化，即可发生泥石流。发生泥石流的地区，一般在山区乡村至城镇，只要所在地域土地液化发生流动，就可形成泥石流。近年来，由于人们对森林、山区的滥肆采伐，造成环境退化、生态失衡、地表结构破坏、水土流失，这些不当的人为因素加剧了泥石流灾害的形成与频发。

（二）泥石流灾害现场特点

1. 突发性与短暂性

一场泥石流的形成从起动到停息的时间，短则几分钟至几十分钟，长则1h至几十小时。泥石流爆发时，山谷雷鸣，浓烟腾起，地面颤动，浑浊的泥石流体，以高大（高几米至几十米）的"龙头"为前导，倚仗陡峻的山势，穿越峡谷山涧，前推后拥，奔腾咆哮，破山而出。泥石流质体黏稠，石块密集，大漂砾（直径1～10cm以上者）像航船一样，随泥浆漂浮而下。因此，泥石流具有极大的冲击力，能够摧毁沿途建筑物、障碍物。

2. 多相性与不均匀性

泥石流是由泥沙与水组成的不均质的固液两相流体，其中固体物质的体积含量高达70%～80%，即含沙量高达800～2400kg/m³，其物质组成从粒径0.005mm的粉砂黏砾到几米至几十米的大漂砾，颗粒级配范围之宽阔，是其他任何类型的流体都无法比拟的。泥石流按其物质成分可分为三类：由大量黏性土和粒径不等的砂砾、石块组成的叫流石流；以黏性土为主，含少量砂砾、石块，黏性大，呈稠泥状的叫泥流；由水和大小不等的砂砾、石块组成的称为水石流。泥石流按其物质状态可分为两类：一类是黏性泥石流，即含大量黏性土的泥石流或泥流，其特征是：水不是搬运介质，而是组成介质；稠度大，呈悬浮状态，暴发突然、持续时间短，破坏力大。二是稀性泥石流，其以水为主要成分，黏性土含量少，固体物质占10%～40%，有很大分散性，水为搬运介质，石块以滚动或跃移方式前进，具有强烈的下切作用。其堆积物在堆积区呈扇状散流，停积后似"石海"。

3. 周期性与季节性

据泥石流成灾实例统计，绝大部分泥石流发生于傍晚或深夜，这与我国季风气候特点有关。每当夏秋季节的午后至傍晚，往往是雨势最大、冰雪消融最强烈的时间，而泥石流的爆发则比水源的突然增加更滞后一段时间。泥石流沟的分布及发育程度、活动情况，往往具有区域性、地带性规律。当暴雨的时空分布或冰雪强烈消融的时空分布与泥石流沟的分布地区吻合时，常导致多条泥石流同时齐发泥石流的险恶场面。

4. 危害性大

据统计，我国自20世纪50年代以来，在城镇泥石流灾害中，死亡者达6000多人，经济损失达几十亿元。铁路也是受泥石流灾害最严重的部门之一。1949～1958年，累计发生泥石流灾难约1200余起，其中造成铁路被毁、中断行车的重大泥石流灾难约300起，每年仅用于修复和改建工程的费用就高达7000万元。

5.群发性强

滑坡、崩塌常成为泥石流的固体物源，但泥石流在流动过程中又强烈冲刷、侵蚀岸坡，触发滑坡、崩塌产生，故常有滑坡、崩塌→泥石流→滑坡、崩塌的循环产生。一个地区内，当地质、地形条件相似时，一次暴雨常激发多条沟谷产生泥石流，如 1979 年滇西北怒江六库、泸江、福贡、贡山和磐江等县有 40 多条沟谷爆发泥石流；1985 年云南东川小江河谷两岸有 20 多条支沟爆发泥石流；由于泥石流成灾的链环性，又进一步加剧了它们的群发性。

（三）泥石流对人的伤害

泥石流形成过程虽然复杂，但是一旦发生，非常凶险，猝不及防，冲击力十分巨大，顷刻之间可把所经之处的一切建筑物、障碍物全部冲垮，荡然无存。躲避不及者，被活活掩埋，极易窒息死亡。被倒塌建筑物压伤者的伤情类似地震，以外伤、出血、骨折、挤压伤、掩埋窒息、死亡为主；流动石块、树根树干刮伤压伤者的伤势轻重不一。

人在泥石流冲击淹没下，可因吸入泥浆水而引起咽喉呼吸道的梗阻出现呼吸急促、喘息、恐慌感，进而呼吸加深或浅快，呼吸困难，鼻翼煽动，颈静脉怒张，出现紫绀。在颜面、口唇、指（趾）甲等部位，颜色由正常红润变为青紫色。伤员由于窒息缺氧，脉搏开始增快，血压上升，随着缺氧程度的加重，脉搏变得细弱，血压也渐渐下降。伤员由开始的兴奋、恐慌、挣扎，渐渐转为神志淡漠、表情消失，陷入昏迷状态，进而瞳孔散大，反射消失。最后循环、呼吸衰竭，脉搏触摸不到，心跳、呼吸停止而死亡。

二、泥石流的现场救援

泥石流常突然爆发，在很短时间内会将大量泥沙石块冲出沟外，在宽阔的堆积区横冲直撞，常常给人类生命财产造成巨大危害。呼救人员应沉着冷静，迅速发出紧急求救信号。

急救电话：120；综合救援电话：119。实施报警、消防、急救功能合一的地区，电话：110。

（一）紧急救援

由于泥石流灾害爆发突然、凶猛异常，人们会因事先不能获得预报进行躲避与撤离而伤亡。泥石流所致伤害主要有：外伤、骨折、挤压伤、掩埋、呼吸窒息、死亡等。灾害发生后，因地区不同，给医疗、卫生防病工作带来不同的问题。救援的主要任务是：灾害发生后人群伤亡的抢救、治疗和降低灾区传染病发病率。因此，在泥石流灾害多发区的县级以上政府卫生行政部门，应根据灾情需要，在地方行政部门、应急办公室的领导协调下，以医疗卫生单位为主体，组建医疗急救防疫队，提高其应急反应能力。

现场医疗救护过程中，要本着先救命后治伤、先治重伤后治轻伤的原则，将经治的伤员血型、伤情、急救处置、注意事项等逐一填写在伤员情况单上，并置于伤员衣袋内。依据受害者的伤病情况，按危重、重、轻、死亡分类，分别以"红、黄、绿、黑"的伤病卡标示，置于伤员的左胸部或其他明显位置。需要后送的伤员，经现场检伤分类、处置后根据病情向就近医院或专科医院分流。

根据泥石流灾害对地面设施的破坏情况，有针对性地解决好卫生防疫工作存在的问题。应保证供应安全的饮用水和食品，对由于房屋倒塌人群临时居住的营地，更应加强防病工作，防止传染病的流行。

（二）紧急脱险

我国广大山区长期存在泥石流的威胁，应利用现代科学技术对已确定的泥石流危险区、易发区进行预报和警报。临灾疏散和抢救工作，是减少泥石流灾害损失的关键。

临灾防治的首要任务是政府和职能部门加强对专业性监测机构的领导，提高其预报和警报的准确性。根据预报、警报结果，及时组织灾区人员疏散和重要财产的转移。

临灾防治的另一个重要环节是加强宣传教育，提高群众防灾抗灾意识，增加防灾知识。在暴雨季节，要时刻提防泥石流的侵袭，注意收听气象预报，观察当地雨情、水情，选好脱险路径和场所。避灾时不要顺沟向上或向下跑动，应沿着岩石和坡面转移到泥石流侵袭不到的地方。此外，泥石流爆发时，常常是风雨交加、电闪雷鸣，逃避时还要注意其他的意外事故发生。

（三）安全救护，重点搜寻

1．确保自身安全

救护人员进入的泥石流现场常常是暴雨、冰雪融化所造成，现场泥沙石块较多，即使雨停后，山体仍然可能会发生泥石流或山体滑坡，建筑物被破坏，因而现场人员实施救助时应特别注意山坡上部的变化，夜间更需加倍小心。

2．搜寻被困人员

人被埋在屋内时，应通过知情人了解事故发生时待救者所在室内的情况，然后清除泥沙，移开障碍物，进行边抢边救。

3．保障通信联络

泥石流常发生在山区，救助人员进入山区后往往容易失去通信联络，因而应佩戴对讲机，保持联系，确保救护任务的圆满完成。

三、泥石流常见伤急救

泥石流常见伤为呼吸道阻塞性窒息。

（一）病因及主要表现

（1）病因　突然爆发的泥石流对人体冲击、淹埋，致使呼吸道吸入泥浆或水，造成咽喉直接阻塞发生窒息；也可因吸入少量异物刺激喉头痉挛引起窒息，或因泥石流冲击物造成胸部严重创伤导致呼吸困难窒息。

（2）窒息主要表现　呼吸困难，口唇青紫，心跳加快而微弱，处于昏迷或半昏迷状态，颈部静脉因充血而显现，患者很快进入垂危状态，发绀加重，呼吸减慢变弱，继而不规则，心跳也随之减慢而停止。昏迷加深，瞳孔散大，对光反射消失。

（二）现场急救原则

1）迅速将伤员从泥石流造成倒塌的建筑物里或泥潭中抢救出来，转移到安全地带实施抢救。

2）解开颈部领扣，将伤员下颌上抬或压额抬后颈，使后颈伸直后仰，解除舌根后坠，而后用手指或抽液器将口咽部及鼻腔吸入的泥浆、水、渣土等异物清除掉，恢复呼吸道畅通。有条件者迅速给氧。

3）对呼吸、心跳停止者，应立即做胸外心脏按压及人工呼吸。

4）昏迷伤员要把舌牵出，并用别针或缝线穿过舌前部，固定在胸前衣服上，防止因舌根后坠加重病情。

5）如因严重胸部外伤造成呼吸困难、窒息，应迅速包扎胸部伤口。如有张力性气胸，应立即在伤侧胸壁第二肋间插入粗针头，进行胸膜腔造口。

6）对呼吸阻塞和窒息情况好转的伤员，立即转送到附近有条件的卫生所、医院进一步抢救治疗。

第六节　化学危险品事故

一、化学危险品事故的成因与特点

（一）危化品中毒成因

近年来，随着化学工业的迅猛发展，化学事故的规模和频率也在逐年上升。危险化学品灾害指意外或人为等原因，引起危险化学品在生产、运输、储存、使用和废弃过程中，从其包装容器、运送管道、生产、使用和保存环节中突然泄漏，造成空气、水源和土壤等的污染，并严重危害或影响公众健康，造成人群伤亡的恶性事件。如此定义的目的是将化学事故和化学恐怖事件（包括刑事案件）都包含在突发群体危险化学品中毒事件中，因为化学毒剂的成品或其生产原料大多属于危险化学品，而且大部分又可为民用。这两类事件的灾害性是显而易见的，即具有突发性强、进展快、影响范围大、对周围群众健康危害大等特点。2015 年 8 月 12 日 23:30 左右，位于天津市滨海新区天津港的瑞海公司危险品仓库发生火灾爆炸事故，造成 165 人遇难（其中参与救援处置的公安现役消防人员 24 人，天津港消防人员 75 人，公安民警 11 人，事故企业、周边企业工作人员和居民 55 人）、8 人失踪（其中天津消防人员 5 人，周边企业职工、天津港消防人员家属 3 人），798 人受伤（伤情重及较重的伤员 58 人、轻伤人员 740 人），340 幢建筑物、12428 辆商品汽车、7533 个集装箱受损。

危险化学品是指本身具有某种危险特性，在生产、储存、装卸、运输等过程中受到摩擦、撞击、振动、接触热源或火源、暴晒、受潮和遇性能相抵触物品等外界条件的作用，导致燃烧、爆炸、中毒、灼伤及污染环境事故发生的化学品。当危险化学品的存在具备储量多、毒性大、易于扩散、周围人口密集四个主要条件时就成为化学危险源。目前，世界上存在大约有 3 万余种危险化学品。这些危险化学品在一定的外界条件下是安全的，但当其受到某些因素的触发，就可能发生中毒、燃烧、爆炸等严重灾害。

（二）危化品事故的特点

1. 发生突然，防救困难

化学物质泄漏事故的发生往往出人意料。由于缺乏对化学事故防护的常识和思想准备，一般居民要做到迅速、正确地采取自我防护并进行逃生是很困难的。而救援部门可能在组织和技术上准备不足，导致救援工作不能顺利展开，造成许多本可以避免的损失和人员伤亡。

2. 扩散迅速，受害范围广

化学物质泄漏事故发生后，有毒有害化学品通过扩散，可严重污染空气、地面道路和水源，造成大量人员中毒伤亡和重大国家财产损失。有毒气体可随风向迅速往下风向扩散，在几分钟或几十分钟内扩散至几百米或数千米远，危害范围可达几十平方米至数千平方米，引起无防护人员中毒。有毒液体污染地面、道路和工厂设施，除引起污染区人员和救援人员直接中毒外，还可因染毒伤员的受污染衣物或车辆在染毒区外而扩散，造成间接中毒。

3. 污染环境，不易洗消

有毒气体在高低、疏密不一的居民区、围墙内容易滞留。有毒液体和一些水溶性好的有毒气体可长期污染环境。如污染发生在江河湖海水源或水网地区，有毒的油状液体常可漂浮于水面，随潮汐和波浪污染助航设施和两岸的码头建筑，还可以沉入江底成为一个长期的污染源。

4. 社会涉及面广，影响大

城市一旦发生化学物质泄漏事故，会对城市的综合功能运转产生重大影响，交通要道被迫管制，居民必须疏散撤离，企业生产将停止或打乱，需要动员各种社会力量进行救援。这类事件涉及社会的方方面面，在国际上也会引起巨大影响。

二、危化品事故现场救援

（一）防护装备

1. 个人防护

个人防护指用个人防护器材保护人员不受化学物质对人体的直接伤害，所用的防护器材包括防毒面具、防毒衣、防毒斗篷、防毒靴套、个人消毒急救盒等。

（1）头面部防护　防毒面具是用来保护呼吸器官、眼睛及面部免受化学物质直接伤害的一种防护器材，依其结构和防毒原理分过滤式和隔绝式两种。过滤式防毒面具是广泛使用的一类防毒器材，由面罩、滤毒罐（过滤元件）、面具袋三部分组成，它能保障人员在毒剂浓度不高于 0.5%、含氧量不低于 18% 的环境中进行工作。人员戴面具后可因呼吸阻力、有害空间、面罩对头面部的压力给生理功能带来许多不良影响。因此正确选配面具，养成戴面具后深长、缓慢、均匀呼吸的习惯，锻炼长期戴面具从事作业的能力十分重要。在空气中氧含量低于 18% 或毒气含量高于 2%（体积比）时，必须使用隔绝式防毒面具。这类面具依靠自身携带的氧气或压缩空气供呼吸，对有毒物质没有选择性。

（2）皮肤防护　皮肤防护主要是用皮肤防护器材保护皮肤免受化学物质的直接伤害。皮肤防护器材由防毒斗篷、防毒靴套、防毒手套和防毒服等组成，常与防毒面具配套使用。防护服可分为透气式、半透气式、隔绝式和选择性透气式。

（3）简易个人防护器材 化学物质泄漏事故发生时，没有配备防护装备的人员可就地取材，制作简易呼吸道防护器材。如浸渍口罩，可用多层织物浸以 2%碳酸氢钠溶液或肥皂水等碱性溶液制成。为防液滴态毒剂对人员的直接伤害，无制式器材时可采用雨衣、毯子、大衣、被子、雨鞋、包装布等多种物品保护身体或下肢。

2．集体防护

集体防护是以密闭空间为基础，利用安装的防化设施（滤毒通风、空气监测与报警等）保护多数人员免受化学物质伤害的一种防护方式。集体防护也是城市群众进行防护的必要手段。

3．消防员个人防护

（1）一级化学防护 消防员进入化学危险物品或腐蚀性物品事故现场，以及有毒有害气体火灾或事故现场，寻找泄漏事故点，抢救遇难人员，进行灭火及抢险救援时的穿着，能有效地保护战斗员的人身安全。

（2）二级化学防护 消防员在处置挥发性固态、液态化学品事件中穿着的化学防护服装，它能为消防员身处含飞溅液体和微粒的环境中时提供最低保护等级的防护，能防止液体渗透，但不能防止蒸汽或气体渗透。

（二）急性危险化学品中毒的诊断

1）急性危险化学品中毒诊断的标准最适合的是以《职业性急性化学物中毒的诊断　总则》（GBZ 71—2013）为代表的 10 部国家诊断标准。每一部标准里都分别界定了适用自身的"常见致病毒物品种"的范围，这几乎涵盖了所有能引发灾害性中毒事件的危险化学品，以此可保证职业性或非职业性急性化学物中毒的诊断体系。若某化学物已单独颁布了中毒诊断标准及处理原则，如《职业性急性一氧化碳中毒诊断标准》（GBZ 23—2002），则采用该单项标准。

2）诊断原则。灾害性危险化学品中毒事件波及面广、影响巨大，诊断必须严肃、科学、谨慎，诊断依据要充分；每个个体的诊断，必须有确切的本次事件中泄漏的危险化学品的接触史，包括接触的品种、接触方式、接触时间以及导致短期内大量吸收的原因等，并出现相应的急性中毒临床表现，排除其他原因所引起的类似疾病后做出诊断。

3）诊断要说明病因资料。由安全监督管理机构和疾病预防控制机构的专业队伍进入中毒现场，开展现场调查和勘查，快速检测或采样及时送检，明确毒物品种、现场条件以及侵入途径；对接触人群进行接触史调查、生物材料检测等，估计不同位置、不同时间的人群吸收的剂量，向诊断组提供待诊者的病因诊断资料。

疾病资料：收治医院根据本次事件入院患者的临床表现、临床辅助检查等明确该患者疾病的性质及严重程度，向诊断组提供待诊者的疾病诊断资料。

联合诊断：指挥部组织疾病预防控制机构的专家和医疗机构的专家成立"诊断组"，用集体讨论的方式，根据本次事件毒物品种的毒作用性质、剂量与效应关系，结合每个待诊者的接触史和发病情况等主要指标综合分析并参照诊断标准统一诊断。

鉴别诊断：群体急性化学物中毒事件中，各暴露个体之间吸收剂量和接触时间差距较大，中毒程度相差很大，既有重危者，也有轻症者，还有仅存轻微反应者，甚至存在接触史的真伪问题，故做好鉴别诊断非常重要。

（三）急性危险化学品中毒的救治原则

1. 病因治疗防止毒物继续吸收

危险化学品急性中毒事件多由气态或液态化合物大量持续外泄所致，往往还伴有爆炸和燃烧，既可呼吸道吸入、皮肤吸收中毒，也可从伤口吸收中毒，应及早、尽快、彻底地清除停留于体表而未被吸收的毒物。

2. 对症治疗消除或减轻毒物对靶器官的损害

不同的毒物各自有特定的攻击目标，要重点防范靶器官损害。非特异性拮抗药物的应用：非特异性拮抗药物是指糖皮质激素、含巯基药物及抗自由基药物等，这类药物对很多毒物所致的损害有一定的拮抗作用，但并非特异性，可根据具体情况合理使用。

3. 支持治疗提高机体对疾病的抵抗力

急性期病人应卧床休息，进食营养、易消化的饮食或静脉输液补充能量和维生素。

4. 增强战胜病症的信心

急性中毒事件中，由于恐惧、焦虑等原因，往往使患者精神上受到刺激，心理上受到创伤，也可能产生种种思想压力，对治疗带来不利，收治医院应在指挥部的统一安排和协调下，调配本院相关专科医师或接受指挥部派往的医师，配合医疗措施，做好患者心理治疗，以减轻其精神压力，增强战胜疾病的信心；也包括对重危、昏迷患者家属的思想工作，以配合、协助医疗救治。

三、常见化学事故急性中毒急救

（一）刺激性气体中毒

刺激性气体主要是指那些由于本身的理化特性而对呼吸道及肺泡上皮具有直接刺激作用的气态化合物。刺激性气体中毒是刺激性气体过量吸入后引起的以呼吸道刺激、炎症乃至以肺水肿为主要表现的疾病状态。

1. 常见品种

（1）酸类和成酸化合物　包括酸雾、成酸氧化物及成酸氢化物。

（2）氨和胺类化合物　氨、甲胺、二甲胺、乙胺、乙二胺、乙烯胺等。

（3）卤素及卤素化合物　氯气、溴蒸气、氯化氢等。

（4）金属或类金属化合物　氧化镉、羰基镍、五氧化二钒、硒化氢等。

（5）酯、醛、酮、醚等有机化合物　硫酸二甲酯、甲酸甲酯、二异氰酸甲苯酯、氯甲酸甲酯、甲醛、己醛、丙烯醛、三氯乙醛等。

（6）化武毒剂　苯氯乙酮、亚当氏气、西阿尔、芥子气、氮芥气、路易氏气等。

2. 中毒表现

（1）化学性呼吸道炎　喷嚏、流涕、咽干、咽痛、声嘶、咳嗽、咳痰等，伴流泪、失明、眼痛；严重时气急、胸闷、胸痛等，可出现头痛、头晕、乏力、心悸、恶心等症状；高浓度吸入可因喉头水肿而致明显缺氧、紫绀，有时甚至引起喉头痉挛，导致窒息死亡。

（2）化学性肺炎 明显的胸闷、胸痛、呼吸急促、剧咳、咳痰，甚至咳血；体温多有中度升高，伴有较明显的全身症状。

（3）化学性肺水肿 在呼吸道刺激反应的基础上，或经一段时间缓解（假愈期）后，突然发生呼吸急促、严重胸闷气憋、剧烈咳嗽，大量泡沫痰，呼吸常达 30～40 次/min，并伴明显紫绀、烦躁不安、大汗淋漓，不能平卧。

3．现场救援

预防肺水肿，呼吸系统症状严重者送往医院救治。凡在事故中接触史肯定者即使症状不甚明显也应安排医学留观，以便积极采取措施，减轻乃至防止肺水肿的发生。预防措施包括：

1）静卧休息，动态胸片检查，记录液体出入量。

2）积极对症处理，缓解呼吸道刺激症状。

3）严格避免任何增加心肺负荷的活动，必要时适当利尿脱水。

4）避免长久高浓度吸氧。

5）使用葡萄糖酸钙、维生素 C 等，以减少血管通透性；普鲁卡因静脉滴注，以舒缓肺血管痉挛。

4．现场急救

（1）早期治疗 按规定对有急性刺激性气体吸入者，留观至少 24h；对估计吸入量大，刺激反应严重，产生肺水肿可能性较大的留观者，每隔 4～6h 摄胸片一次，以便早期发现肺水肿；也可不待肺水肿产生，即给予预防肺水肿治疗。

（2）合理氧疗 纠正缺氧。

（3）保持呼吸道通畅 使用消泡剂或痰液稀化剂去除气道中黏稠泡沫和稀化痰液，减少气流阻力，改善通气，如选用 1%二甲基硅油（消泡净）雾化吸入气管滴入 α-糜蛋白酶等；痰液过多或昏迷患者应及早切开气管进行清理。

（4）雾化吸入中和 对成酸性气体（光气、氯气、氮氧化物）可用 2%～2.5%碳酸氢钠作雾化吸入中和；成碱性气体可用稀醋雾化吸入中和。

（5）激素应用 早期足量应用糖皮质激素，静脉滴注或注射，如地塞米松每日 20～80mg。

（二）窒息性气体中毒

窒息性气体是指那些可以直接对氧的供给、摄取、运输、利用，在任一环节造成障碍的气态化合物。窒息性气体中毒是窒息性气体过量吸入后造成机体以缺氧为主要环节的疾病状态。窒息性气体中毒的死亡数占急性气体中毒之首。

1．常见品种

常见的单纯窒息性气体有氮气、甲烷、乙烷、丙烷、乙烯、丙烯、二氧化碳、水蒸气及氩、氖等；常见的血液窒息性气体有一氧化碳、一氧化氮、苯的硝基或氨基化合物蒸气等；常见的细胞窒息性气体有硫化氢和氰化氢。

2．现场救援

窒息性气体大多易燃易爆，对于大范围较封闭或事故中毒现场，应先进行人工通风，降低现场窒息性气体浓度；进入高浓度窒息性气体中毒现场前，必须佩戴防毒面具；避免在事故现场或可能有毒气侵害的情况下对伤员进行医学处置。

1）皮肤清洗及化学性烧伤处置。

2）现场氧疗：氧疗除改善和纠正脑缺氧外，尚有驱毒作用。在现场和转运途中只要有条件应及早给予鼻导管、鼻塞、氧气面罩或简易呼吸器等大流量供氧。一般情况下，轻度中毒者经氧气吸入后可在较短时间内好转。重度中毒者，优先考虑转送有高压氧舱设备的医院。

3）解毒剂的早期应用：针对某些特殊窒息性气体的中毒事故，可根据中毒患者的具体情况及预案，使用事先配备的"特殊解毒剂"，如氰化氢中毒应用 4-二甲基氨基苯酚（4-DMAP）。

3．现场急救

（1）氧疗法　作为急性窒息性气体中毒解救的主要措施之一，应在中毒后迅速吸高浓度氧（>55%），重者可及早使用高压氧治疗。

（2）改善脑组织灌流　使血压维持于正常或稍高水平，维持充足的脑灌注压，维持动脉血二氧化碳分压（$PaCO_2$）在 30mmHg 左右，纠正颅内"盗血"，可使用低分子右旋糖酐，提高血浆胶体渗透压、降低血液黏稠度、预防和消除微血栓，改善微循环状况。

（3）糖皮质激素　宜尽早使用，轻者使用地塞米松 20～40mg/d，重者首日应使用冲击剂量，不小于 80mg/d。

（4）防治中毒性脑病　采用人工亚低温治疗，肛温维持 34℃ 左右，使用 ATP 或能量合剂以改善脑细胞离子泵功能，减轻细胞内水钠潴留，以呋塞米和 20%甘露醇交替使用利尿脱水，解决细胞外水肿，尽早使用糖皮质激素解决细胞内水肿，辅之以脑代谢复活剂、纳洛酮、苏醒药的应用改善代谢，促进康复。

（三）有机溶剂中毒

有机溶剂常温常压下呈液态存在，挥发性强，遇热成气态，大部分有机溶剂具有易燃易爆性，在事故中除气态经呼吸道吸入和液态经皮肤吸收外，还易并发外伤和烧伤。

1．常见品种

按化学结构大致分为十类。

1）芳香烃：苯、甲苯、二甲苯等。

2）脂肪烃：戊烷、己烷、汽油及各种石油制品等。

3）脂环烃：环戊烷、环己烷、环己烯、萘烷等。

4）卤代烃：氯苯、二氯苯、二氯甲烷、氯仿、四氯化碳等。

5）醇类：甲醇、乙醇、丙醇、丁醇、苯甲醇等。

6）醚类：甲醚、乙醚、异丙醚、二氯乙醚等。

7）酯类：甲酸酯、乙酸酯、草酸酯、碳酸酯、磷苯二酸酯等。

8）酮类：丙酮、丁酮、戊酮、甲基正丙酮、甲基丁酮、双丙酮醇、丙酮基丙酮、三甲基环己烯酮、环己酮等。

9）二醇类：乙二醇、丙二醇、乙二醇单甲醚、乙二醇单乙醚等。

10）其他：二硫化碳、乙腈等。

2．中毒表现

（1）刺激作用　有机溶剂均具有不同程度的皮肤黏膜刺激性；其蒸气吸入可引起呛咳、流涕，重者如酯类、酮类、卤代烃等可引起支气管炎、肺炎，甚至肺水肿。

（2）麻醉作用　最突出的共同表现为吸入浓度不高或高浓度吸入的初期，患兴奋、不安、恶心等症状，继续吸入则可出现头痛、头晕、视物不清、惊厥、昏迷，可因中枢性呼吸功能衰竭、心律紊乱、精神失常、狂躁、抽搐、纤颤或呼吸骤停而死亡。

（3）特殊毒性　除上述表现外，不同的有机溶剂，有的可引起中毒性脑病、中毒性神经病，甚至可导致精神失常；有的可引起中毒性肝病、中毒性肾病、中毒性心肌病等。

3．现场救援

1）心肺复苏：有机溶剂有强烈的麻醉作用，应注意心肺复苏措施的及时应用。

2）皮肤清洗及化学性烧伤处置。

（四）化学性烧伤的急救

战时较常见的化学性烧伤为磷烧伤，而平时以强酸、强碱烧伤为多见，急救方法如下。

1）迅速将残存有化学物质的衣服脱下，无论是何种化学物质致伤，最简便的方法是用大量清水将化学物质冲洗掉或稀释。头面部烧伤，应注意检查有无角膜损害，并予以优先冲洗。

2）磷烧伤后，用水或尿液冲灭伤部燃烧的磷块，紧急时可跳入附近的浅水坑中灭火。如有条件时可用 2%的硫酸铜溶液冲洗后湿敷（因磷和铜化合生成不燃烧的磷化铜和硫化磷），然后进行包扎。也可用 2%的碳酸氢钠溶液冲洗创面或湿敷伤口，并包扎固定。

3）磷烧伤后，禁止使用凡士林纱布敷盖、包扎伤口。因油类能使磷溶解而易被组织吸收，引起磷中毒。

4）强酸类烧伤后能迅速引起组织蛋白凝固，形成干痂。要及时用清水冲洗创面，然后用 3%～5%碳酸氢钠溶液中和后，再用大量清水冲洗，常采用暴露疗法。

5）强碱类烧伤后对组织破坏力较大，可溶解组织蛋白，使创面逐渐加深。烧伤后立即用清水冲洗，然后用 1%枸橼酸或 1%醋酸溶液中和后，再用大量清水冲洗。但生石灰烧伤，应先去除石灰粉末后，再用水冲洗，以防石灰遇水产生氢氧化钙而释放大量热能，加重烧伤。

6）军事上常用镁作为纵火剂，镁燃烧后可产生近 2000℃的高温。当皮肤创面上沾有未燃尽的镁时则可穿透深部形成溃疡并继续扩大。故应尽早予以彻底清除，可连同周围受累的皮肤一并刮去或切除。

（五）眼化学伤

化学物品的溶液、粉尘或气体进入或接触眼部，都可引起眼部损伤，统称为化学性烧伤。眼化学伤多发生在化工厂、实验室或施工场所，其中最多见的为酸性和碱性烧伤。

1．致伤原因和特点

（1）酸性烧伤　化学工业或实验室所用的强酸是常见的致伤物。酸性物质对蛋白质有凝固作用。酸性溶液浓度较低时，仅有刺激作用；但强酸能使组织蛋白凝固坏死，由于凝固的蛋白不溶于水，形成凝固层，能阻止酸性物质继续向深层渗透，因此组织损伤相对较轻。

（2）碱性烧伤　常见的碱性烧伤多由强碱如氢氧化钠、生石灰、氨水等引起。碱能溶解脂肪和蛋白质，与组织接触后能很快渗透扩散到组织深层和眼内，使细胞分解坏死。因此，碱性烧伤的性质与结果要比酸性烧伤严重得多。

2. 急救治疗

1）争分夺秒地在现场彻底冲洗眼部是处理酸碱烧伤最重要的一步。及时彻底冲洗能将烧伤降低到最小的程度。应立即就地取材，用大量净水反复冲洗。应至少冲洗 30min，冲洗时应翻转眼睑，转动眼球，暴露穹窿部，将结膜囊内的化学物质彻底洗出。无净水时，用其他水源也可。送至医疗单位后，根据时间早晚也可再次冲洗并检查结膜囊内是否还有异物存留。

2）局部和全身应用大量维生素 C。维生素 C 可抑制胶原酶，促进角膜胶原合成，可在碱烧伤后做结膜下注射，每次 2mL，每日 1～2 次。全身可大量口服及静脉输入。

3）切除坏死组织，防止睑球粘连。如果球结膜有广泛坏死，或角膜上皮坏死，可做早期切除，球结膜缺损时可做黏膜或对侧球结膜移植。每次换药时应用玻璃棒分离睑球粘连，或安放隔膜，以防止睑球粘连。

4）应用胶原酶抑制剂防止角膜穿孔。可滴用 10%枸橼酸钠或 2.5%～5%半胱氨酸点眼，全身应用四环素类药物，每次 0.25g，每日 4 次。

5）应用抗生素控制感染。

6）0.5% EDTA（依地酸钠）可促使钙质排出，可用于石灰烧伤病例。

7）重者每日 1%阿托品眼液散瞳。

8）局部或全身使用皮质类固醇激素，以抑制炎症反应和新生血管形成。

9）其他，如点自家血清等。

10）晚期治疗：主要针对并发症进行，如手术纠正睑外翻、睑球粘连，进行角膜移植术等。

第七节　石油石化火灾

一、石油石化火灾成因与特点

（一）石油石化火灾成因

由于石油石化企业的生产过程，以及一些产品的储存、运输、使用过程均存在火灾、爆炸的危险，而且一旦发生事故，扑救困难，后果严重。如吉林石化公司仓库爆炸（2005 年）和大连石化分公司油渣罐爆炸（2013 年）等事故。由于石油石化企业的生产环境等特殊因素较易发生火灾爆炸事故，除了给人民生命财产造成巨大损失外，还会造成局部环境的严重污染。

（二）石油石化火灾的特点

（1）火灾多为爆炸性，危害大　爆炸引起火灾和火灾中发生爆炸是石油石化企业火灾的显著特点。其中，先爆炸后燃烧的火灾最为常见。石油化工企业中的生产原料、产物等多为易燃、易爆化学品，生产装置多为密闭性压力容器，一旦生产过程中的易燃气体泄漏或者易燃液体挥发形成爆炸性混合气体，遇到明火就会发生爆炸，并引起火灾。成批烧伤是指烧伤伤员在 10 人以上，或严重烧伤伤员在 5 人以上。成批烧伤伤员伤情重，救治难度极大。石油化工企业的生产过程多为连续性操作，工艺流程中各个设备互相连通，发生爆炸后极易迅速波及毗邻设备导致连锁性爆炸，事故将导致成批人员被烧伤，控制失利就会造成群死群伤的恶性事故。成批烧伤伤员常伴有吸入性损伤、爆震的冲击波损伤、化学中毒，还可能合并颅脑损伤、多发骨折、胸腹腔脏器损伤等，使伤情更加复杂和严重。

（2）蔓延速度快，火场温度高　石油石化企业的火灾燃烧速度比普通建筑火灾的燃烧速度快一倍多。燃烧区的温度一般在 500℃以上。火灾中设备升温快，还会加热相邻设备及可燃物，造成爆炸和引燃危险，使火势蔓延速度加快。

（3）易形成立体火灾，扑救困难　石油石化企业火灾在初期不易控制，生产装置布置的立体性和建筑孔洞的互相连通，使得大量的易燃液体四处流淌，极易形成大面积火灾或立体火灾。到了火灾发展的猛烈阶段，火势发展迅速，火灾中会产生各种有毒物质，为火灾的扑救增加了难度。

（4）火灾伴随燃烧会夹带大量有毒物质　火灾烟雾中有大量的一氧化碳和其他有害气体，吸入以后容易造成窒息，火灾时被浓烟熏呛往往是直接致死的主要原因。

（5）并发症多，救治难度大　由于大批烧伤伤员在短时间内发生，抢救人员、药品及器材不足等因素可导致抢救不及时或延迟救治时间。因交通运输中断，伤员转运十分困难。再加之复合伤、多发伤比例高，伤员易在早期发生休克、缺氧、水电解质和酸碱平衡紊乱，以及导致全身感染提前出现，使并发症明显增加。由于受到灾害现场条件的限制，又因伤员多、伤情重，抢救和治疗难以及时实施。特别是多发伤、复合伤伤员多显著增加了救治的难度。

（6）火灾损失大、影响大　石油石化企业发生火灾除了造成财产上的巨大损失外，还会对社会稳定造成一定影响。而且如果扑救不及时就可能会造成大量的人员伤亡。石油石化企业一旦发生爆炸，会对所处区域构成很大威胁，给人们的日常生产生活带来不利影响。

二、石油石化火灾的现场救援

（一）应急预案的启动

石油石化医疗卫生单位应该建立火灾事故的急救应急预案，平时应该进行定时演练，在接到火灾爆炸事故的救援命令后立即启动应急预案，领导小组立即进入工作。

1. 迅速派出精干的医疗现场救护队

现场救护工作非常重要，是减少人员伤亡、提高救援成功率的重要保证。现场救护人员要有较好的业务素质，掌握烧伤、爆炸伤、化学中毒现场救援的基本知识和现场处理原则，掌握伤情分类方法、伤员运送要求。现场救护的医疗队员同时要有较好的身体素质。

2. 医疗单位立即做好接收重伤员的准备

要做好医护人员准备和物质准备，医院的手术室做好清创准备，ICU、烧伤病房做好消毒和无菌用品准备。特别是在伤员较多的情况下，对补液等药品进行充分准备。对有休克和复合伤的伤员做好抢救准备工作。

3．烧伤现场医学救援

烧伤的致伤原因很多，以热力烧伤最常见。近年来，由于石油石化工业的迅速发展，使得化学烧伤发生率呈现上升趋势。无论伤员遭受何种烧伤，是否能及时给予恰当处理，直接关系到烧伤病人的救助情况，甚至生命。

（二）现场紧急处理

1）迅速脱离火源，脱去燃烧的衣服，就地打滚，靠身体重量压灭火苗，或跳进附近的水池与河沟内。应尽快脱去被沸液或化学物质浸渍的衣服、鞋袜，以免热源继续作用，使创面加大加深。

2）他人帮助灭火，可用身边不易燃烧的材料扑打，或用被子、毯子、大衣等覆盖，靠隔绝空气灭火。

3）冷水冲洗是处理热力烧伤的最有效的手段，常用自来水冲洗，能坚持 20min 更好。其优点有三个：一是迅速降温，减少热力向组织深层传导；二是清洁创面；三是减轻疼痛。

4）切忌烧伤后奔跑呼喊，避免因深呼吸将向上的火焰与烟雾吸入呼吸道，加重吸入性损伤。

5）烧伤创面无需特殊处理，忌用有颜色的外用药如红汞、甲紫等，也不要用油膏，保留水疱，用一层敷料或被单包扎即可转运至医院。

（三）快速评估伤员情况

在烧伤现场，医护人员根据伤员的烧伤部位、面积、深度和是否有复合伤、生命体征等情况进行伤员病情分类，即以视、触、听、问的方法全方位掌握伤员各种临床表现，了解有无合并伤。

1）视：观察伤员面部表情，是否呈痛苦表现，鼻毛有无烧焦，呼吸模式，面部、颈部及胸前皮肤肿胀情况，水疱生成的情况，焦痂的程度，有无皮下广泛出血点等，做好烧伤面积及深度判断。

2）触：触摸伤员脉搏，掌握脉搏频率及强弱，检查肢端末梢血供、皮温，注意疼痛部位有无骨擦音。

3）听：听呼吸是否顺畅，有无鼾声或痰鸣音，有无声音嘶哑等。

4）问：询问有无头痛、头晕、胸闷、恶心、呼吸困难，以及有无烧伤创面以外的胸腹部疼痛。

（四）处理现场情况注意事项

1）迅速有效地"灭火"可以减轻伤情。

2）禁止伤员奔跑呼叫，以免助燃和吸入火焰。不可用手扑打火焰，以免手烧伤。

3）越早冷疗效果越好，既能阻止热力继续作用于创面使其加深，又可减轻疼痛，减少渗出和水肿。

4）使伤员迅速离开密闭和通气不良的现场，防止吸入烟雾和高热空气引起吸入性损伤。

5）注意保温，减少各种刺激，保护机体反应能力。

6）对有呼吸衰竭、合并颅脑外伤者禁用哌替啶和吗啡，可改用苯巴比妥或异丙嗪，以免引起呼吸抑制。

7）烧伤后早期处理能减少感染，有利创面修复，减少各种并发症的发生和发展。

8）普及全民自救知识，熟练掌握各种制式灭火器的使用，学会利用身边材料进行各类致伤原因的灭火方法，能有效减轻烧伤程度。

三、石油石化火灾常见伤处理

烧冲复合伤是主要的非放射性复合伤的主要类型，一般以烧伤为主，冲击伤一般为轻度或中度，多见于油库、煤矿瓦斯爆炸等，也可见于核爆炸。

（一）烧冲复合伤特点

1．烧伤常在整体伤情中起主导作用

由于是以烧伤为主的复合伤，冲击伤一般为轻度或中度，所以此类复合伤的临床经过和转归主要取决于烧伤的严重程度。例如：烧冲复合伤动物的存活时间与烧伤时的光冲量呈显著正相关，烧冲复合伤外周血白细胞数的变化与烧伤面积有关。烧冲复合伤时血便的发生率和烧伤面积的关系也非常密切，且烧伤面积越大，血便发生越早。

烧冲复合伤基本是烧伤的病程特征，即经历休克期、感染期和恢复期。主要临床表现是休克、呼吸系统症状。局部创面和全身感染也较严重。重症以上常出现肝、肾功能障碍。

2．休克和感染问题

（1）休克发生率高　重度以上烧冲复合伤伤员，在烧伤引起液体丧失和疼痛的基础上，又附加了冲击伤所致的出血和疼痛，使休克更容易发生，比单纯烧伤时发生得早且程度重。极重度伤员可以立即出现严重的早期休克，尤其是合并颅脑损伤和重度脏器出血时，休克就更加严重。中度以下烧冲复合伤一般无明显休克。

（2）感染发生早、程度重　重度以上烧冲复合伤，伤后均有持续性发热，全身感染严重，常出现继发性休克。肺部受冲击伤后，血管通透性增加，所发生的肺出血、肺水肿较易并发肺部感染，出现严重支气管肺炎，成为这类伤员的致死原因。

3．烧伤创面问题

烧伤和外伤发生在同一部位时，局部反应常较单一伤更为剧烈，血液循环障碍严重，创面组织水肿显著，持续时间也较长，局部组织坏死较重，并发症多，骨髓炎和气性坏疽发生率较高，伤口愈合多较单纯外伤有所延缓。

4．内脏损伤问题

（1）心肺功能障碍　发生烧冲复合伤时，心肺损伤的发生率较高，较重伤情常伴有不同程度的心肺功能障碍。临床上常出现胸闷、胸痛、心区不适、心律失常、咳嗽、泡沫痰、呼吸困难、缺氧发绀，以至呼吸衰竭和心力衰竭等。心电图检查常见心率增快，P 波高尖，ST 段下降或上升，T 波变平、倒置和低电压等。烧冲复合伤时心肺损伤的发生原因，可以是光辐射和冲击波直接作用的损伤效应，也可以是通过休克和感染等因素而产生的继发效应。

（2）肾脏损伤 严重烧冲复合伤时，肾功能障碍十分突出。常出现少尿、血尿、无尿、血中非蛋白氮增高，发生肾衰竭。肾功能障碍可由以下一些全身性和肾局部的因素造成：①伤情严重者早期多有休克、血压下降，肾血流量减少，导致肾滤过下降甚至停止。②全身严重血液循环障碍，内脏瘀血十分严重，而肾瘀血可致滤过率下降。③肾脏发生变性坏死，但更主要的是肾小球的病变。肾小球缺血，导致滤过减少甚至停止，严重的肾小球缺血可引起急性肾衰竭和尿毒症。

（3）造血功能变化 发生烧冲复合伤时，可见骨髓幼稚细胞肿胀、局灶性熔解。伤后3天有核细胞减少，变得稀疏。骨髓巨噬细胞退变，中性粒细胞进入巨核细胞细胞质进行噬食，即巨核细胞被噬现象。进入巨核细胞体内的中性粒细胞以三种方式进行噬食：一是包绕、吞噬巨核细胞细胞质；二是释出溶酶体颗粒；三是释放水解酶类，以分解消化巨核细胞成分。说明中性粒细胞也可参与吞噬自身细胞反应。这些变化是严重创伤时血小板数量减少、功能降低的主要原因之一。

外周血白细胞变化随伤情而不同。中、重度烧冲复合伤常先升高、后下降，而后再升高。但严重伤情时，伤后白细胞可一直处于低下状态。烧冲复合伤时，血红蛋白值在休克期一般均有所升高，而且比单纯冲击伤或单纯烧伤更为显著。随着病程发展，血红蛋白值持续下降，贫血也比较严重。

（二）现场救治

（1）加强呼吸道维护和呼吸支持 这是救治的重点。由于伤员均存在肺损伤及合并吸入性损伤，可采用压力支持或限压通气模式。通气过程中，根据血气结果调整通气量、呼气末正压通气（PEEP）等呼吸机参数，直至获得理想的通气和氧合水平。早期积极预防急性呼吸窘迫综合征（ARDS）。当肺部听诊、影像学或血气异常时行纤维支气管镜检查和异物清除，联合应用盐酸氨溴索，同时气管内滴入生长因子等药物，促进气管和肺泡的修复和愈合。

（2）加强脏器保护和功能支持 对损伤的心、脑、肝、肾脏和其他脏器施以保护，预防和阻止发展至多脏器功能不全。维持血流动力学稳定和组织灌注的同时，应用抑制自由基、调理炎性介质及增强免疫的中西药物。

（3）液体复苏和肺保护的兼顾 液体复苏和肺的保护是相互矛盾的，判断液体需要量和评价肺的承受能力及控制输液速度很重要，制订个体化液体复苏方案，主要采用以下一种或多种方法。

1）根据烧伤时间，合理掌握不同阶段的需要量和输液速度。

2）原则上维持尿量不少于 0.5mL/（kg·h）；当尿色开始变淡，且超过 1mL/（kg·h）时，应开始减慢输液速度或适当利尿。尿比重通常也用于容量的判断。

3）当明确容量不足需要快速补液时，参考心率的变化。如果补液后血压上升，心率减慢，提示液量和速度适当。如果心率增快或高心率不变，同时肺部闻及湿啰音，说明对液体的承受能力差，加重和诱发了肺水肿。

4）根据中心静脉压或肺动脉楔压判断容量和肺部情况。

5）呼气末 CO_2 分压（$PetCO_2$）降低，提示容量不足；动脉 CO_2 分压（$PaCO_2$）与 $PetCO_2$ 差值增大，提示肺损害加重或容量不足。

6）始终将血流动力学和肺通气及换气指标综合考虑，判断容量和肺功能。

（4）积极处理烧伤创面和切痂植皮手术　对自体皮源有限的大面积或特大面积烧伤的患者，多采用微粒皮移植术。微粒皮移植术仅 2%左右的自体皮就可覆盖 30%～40%的切痂创面，联合异体皮覆盖，3～4 周后微粒皮生长融合，异体皮脱落，大部分创面愈合。

第八节　台　　风

一、台风灾害的成因与特点

（一）台风灾害的成因

热带和副热带海洋的上空，随着气象的变化，经常发生急速旋转并向前移动的空气涡旋，称为热带气旋。当漩涡中心风力达 6～7 级，风速达 10.8～17.1m/s 时，称为热带低压；中心风力 8～9 级，风速达 17.2～24.4m/s 时，称为热带风暴；中心风力达 10～11 级，风速达 24.5～32.6m/s 时，称为强热带风暴；中心风力达 12 级或以上时，称台风。台风的速度最快，能量最强，冲击力最猛，破坏性最大。据科学家计算，一个成熟的台风，每秒钟释放出来的能量相当于 6 颗普通原子弹的能量。

我国是受台风影响最严重的国家之一。南方沿海省份，如江苏、浙江、福建、广东、广西、海南、台湾都是屡遭台风袭击的高危地区。2017 年以来，我国先后遭受"奥鹿""海棠""珊瑚""海葵""鸿雁""天秤""三巴"以及"天鸽"等多个强台风的侵袭，台风路径地区大面积受害，其中台湾地区的人员伤亡和物质财产损失最为惨重。

（二）台风灾害的特点

风灾来势凶猛、范围广、破坏力强、致人伤害严重、伤病种类繁多复杂、医疗救援要求紧迫。具体情况类似水灾、地震，同时需要排险、救困、洗消及防爆等综合救援。

（三）台风灾害对人的伤害

1. 原生灾害

遭遇台风袭击时，狂风大作，房屋、建筑、广告牌、电杆、电缆被刮倒，房顶、汽车、行人、牲畜被卷走，直接引起人员被砸伤、压伤、失踪或丧命。屡屡造成颅脑外伤、脊柱脊髓损伤、多发骨折、多脏器损伤、严重出血等严重创伤。

伴随台风而来的是暴雨，倾盆大雨使河水暴涨、洪水四溢、潮汐猛涨、惊涛巨浪拍击堤坝，造成崩溃决裂、船翻人淹、海水倒流，泛滥成灾，灾民流离失所，生命财产遭受巨大损失。

2. 次生灾害

狂风掀倒电线电缆，造成停电、停水、通信中断，生产受影响；恶劣天气，影响飞机和车船运行，导致交通中断，运输受阻，人民生活以及工农业生产遭受影响。

风灾导致海水倒灌、良田被毁、农业欠收；雨水导致泥沙淤积，引发泥石流，严重时能将整个村庄城镇夷为乱石沙堆。

二、台风灾害的救援

（一）台风灾害的预防

风灾引发的次生灾害祸患无穷，也能造成对人的严重伤害。尽管现有的科技能力尚不能控制台风等风灾的发生及发展，但已能较准确地预测台风发生、发展及其风力风速变化的规律，能及时准确地发布台风警报，使有关人员能及时做好防风防汛防洪的准备，在台风肆虐期间不出海作业，尽早回港湾避风，加固建筑、广告牌，尽量留在室内，并关好门窗，做好急救准备等，尽量把风灾的危害与人员伤亡降低到最小。

（二）台风灾害的医疗救护

台风灾害的医疗救护主要是对砸伤、压伤、摔伤、淹伤、外伤、出血、骨折等人员进行抢救。

（三）台风灾害的卫生救援

风灾常常伴发洪涝水灾，对生活、生产、生态环境破坏严重，卫生救援的任务紧迫而繁重，具体情况类似水灾、地震。

1．饮食卫生

台风灾期间的卫生救援，主要是立即恢复水源，进行饮水消毒，保证食品卫生，做好饮水与食品的卫生监督，杜绝食源性疾病和肠道传染病。

2．环境卫生

及时清理掩埋人畜尸体，搞好环境卫生，建立卫生厕所，加强对粪便垃圾的管理，定期喷洒杀虫剂、消毒剂。

3．防疫监测

加强疾病监测报告工作，组织医疗卫生人员深入灾区进行巡回医疗，开展健康教育。

小贴士

灾害的种类多种多样，在平时的生活中，应该多关注社会新闻，了解各种灾害的成因、特点与解决对策，坚持"预防为主，救助为辅"。

附录　消防员职业健康标准

消防员职业健康标准

Standard on occupational health for fire fighter

GBZ 221—2009　2009-10-26 发布　2010-04-15 实施

1. 范围

本标准规定了消防员职业健康条件、健康监护、健康管理、健康保障、健康促进及健康评估。本标准适用于消防职业活动中消防员的职业健康管理。

本标准包含了消防员职业健康的基本要求，消防组织可根据不同情况采用比本标准更高的要求执行。

2. 规范性引用文件

下列文件中的条款通过本标准的引用而成为本标准的条款。凡是注日期的引用文件，其随后所有的修改单（不包括勘误的内容）或修订版均不适用于本标准，然而，鼓励根据本标准达成协议的各方研究是否可使用这些文件的最新版本。凡是不注日期的引用文件，其最新版本适用于本标准。

GBZ 1	工业企业设计卫生标准
GBZ 2.1	工作场所有害因素职业接触限值 第 1 部分：化学有害因素
GBZ 2.2	工作场所有害因素职业接触限值 第 2 部分：物理因素
GBZ 49	职业性噪声聋诊断标准
GBZ 188	职业健康监护技术规范
GBZ/T 205	密闭空间作业职业危害防护规范
GBZ/T 206	密闭空间直读式仪器气体检测规范
GB 2890	过滤式防毒面具通用技术条件
GB 3836.3	爆炸性气体环境用电气设备第 3 部分：增安型"e"
GB 4303	船用救生衣
GB 6568.1	带电作业用屏蔽服装
GB 7000.13	手提灯安全要求
GB 7230	气体检测管装置
GB/T 7583	声学 纯音气导听阈测定 听力保护用
GB 12011	电绝缘鞋通用技术条件
GB 15322	可燃气体探测器

GB/T 16403　　　声学　测听方法　纯音气导和骨导听阈基本测听法
GB 17622　　　带电作业用绝缘手套通用技术条件

3.　术语和定义

下列术语和定义适用于本标准。

3.1　消防组织 fire department

实施灭火战斗、抢险救援、社会救助及其他相关活动的各级公安消防队、地方政府专职消防队、单位专职消防队和志愿消防队的统称。

3.2　消防员 fire fighter

隶属于消防组织，履行消防组织的职责和任务的人员。

3.3　消防职业活动 fire occupational operations

消防组织为履行职责和任务组织消防员进行的业务训练、灭火战斗、抢险救援、社会救助及其他相关活动。

3.4　体格 physique

人体的形态和结构，包括人的生长发育水平、体型、姿态与器官组织的构造。

3.5　体能 physical fitness

人体通过先天遗传和后天训练获得的在形态结构、功能与调节及物质能量的贮存与转移等方面所具有的潜在能力以及与外界环境结合所表现出来的综合运动能力。

3.6　消防员职业健康 fire fighter occupational health

反映消防员在工作生命阶段的生理、心理及社会适应性的良好状态。

3.7　职业危害因素 occupational hazard factors

消防职业活动中影响消防员健康的各种危害因素的统称，包括化学、物理、生物因素和其他有害因素。

3.8　职业健康监护 occupational health surveillance

以预防为目的，根据消防员的职业接触史，通过定期或不定期的医学健康检查和健康相关资料的收集，连续性地监测消防员的健康状况，分析消防员健康变化与所接触的职业病危害因素的关系，并及时地将健康检查资料和分析结果、健康评估报告给消防组织和消防员本人，以便及时采取干预措施，保护消防员健康。

3.9　职业危害防护装备 protective facilities for occupational hazard

用于消除或者减少职业危害因素对消防员健康的损害或影响，达到保护消防员健康目的的装备，主要包括侦检装备、个人防护装备、洗消装备等。

3.10　接触水平 exposure level

从事消防职业活动的消防员接触某种或多种职业危害因素的浓度（强度）和接触时间。

3.11　抢险救援 emergency rescue

以抢救人员生命为主的危险化学品泄漏、道路交通事故、地震及其次生灾害、建筑坍塌、重大安全生产事故、空难、爆炸及恐怖事件和群众遇险事件的救援工作，以及参与处置水旱灾害、气象灾害、地质灾害、森林、草原火灾等自然灾害，矿山、水上事故，重大环境污染、核与辐射事故和突发公共卫生事件的活动。

3.12　风险 risk

特定危险情况发生的可能性和后果的组合。

3.13 密闭空间 confined spaces

与外界相对隔离，进出口受限，自然通风不良，足够容纳作业人员进入并从事非常规、非连续作业的有限空间（如炉、塔、罐、槽车以及管道、烟道、下水道、沟、坑、井、池、涵洞、船舱、地下仓库、储藏室、地窖、谷仓等）。

3.14 辅助用室 auxiliary room

消防组织为保障正常工作设置的办公室、备勤室、休息室、浴室、存衣室、盥洗室、洗衣房、值班室、食堂、厕所、医务室等。

3.15 健康促进 health promotion

识别工作环境中存在的和潜在的健康危害因素的预防性活动，促使并帮助消防员形成有益健康的实践和生活方式。

3.16 职业健康档案 occupational health records

为保护消防员职业健康所开展的一切活动中形成的，能够准确、完整反映职业健康工作全过程的文字、资料、图纸、照片、报表、录音带、录相、影片、计算机数据等材料。

3.17 体重指数 body mass index，BMI

世界卫生组织推荐的国际统一使用的肥胖分型标准，BMI=体重（kg）/身高^2（m^2）。

4．职业健康条件

消防员应具备能安全地履行其职责的健康条件，包括体格、心理、体能等。

4.1 体格

申请加入消防组织的人员在加入消防组织前首先应进行体格检查。

4.1.1 消防员体格检查应符合下列标准

4.1.1.1 外科

1）身高：男性 162cm 以上，女性 160cm 以上。

2）体重：男性不超过标准体重的 20%，不低于标准体重的 10%；

　　　　　女性不超过标准体重的 15%，不低于标准体重的 15%。

标准体重（kg）=身高（cm）−110。

4.1.1.2 内科

1）血压　收缩压：90～130mmHg，舒张压：60～80mmHg。

2）心率：安静状态下每分钟 60 次至 100 次之间或每分钟 50 次至 59 次之间的窦性心律。

3）呼吸、循环、消化、造血、内分泌、免疫系统以及皮肤黏膜毛发等正常。

4）中枢神经系统及周围神经系统正常。

5）无代谢疾病及结缔组织疾病。

4.1.1.3 耳、鼻、咽喉科

1）听觉：纯音听力检查正常，双耳高频平均听阈小于 40dB（HL），双耳语频平均听阈均小于 25dB（HL）。

2）嗅觉：嗅觉正常，能觉察燃烧物和异常气味。

4.1.1.4 眼科

1）视力：双侧裸眼视力均不低于 4.8，大专以上文化程度可放宽到较差眼裸眼视力不低于 4.6。

2）色觉：辨色力正常。

3）视野：周围视野120°或更大。

4.1.1.5 其他专项检查

1）头颈部及人体外形适于穿着和有效使用个人防护装备。

2）呼吸面罩吻合试验合格。

4.1.2 有下列情况之一者，不应从事消防员工作

4.1.2.1 外科

1）外伤所致的颅骨缺损、骨折、凹陷等，颅脑外伤后遗症，颅骨或面部畸形，颅脑手术史。

2）颈强直，不能自行矫正的斜颈（可自行矫正的轻度脊柱侧弯、驼背除外），三度单纯性甲状腺肿，结核性淋巴结炎。

3）骨、关节、滑囊、腱鞘疾病或损伤及其后遗症（单纯性骨折，治愈一年后，复位良好，无功能障碍及后遗症除外），骨、关节畸形（大骨节病仅指【趾】关节粗大，无自觉症状，无功能障碍除外），习惯性脱臼，脊柱慢性疾病，慢性腰腿痛。

4）两下肢不等长超过2cm，膝内翻股骨内髁间距离和膝外翻胫骨内踝间距离超过7 cm，或虽在上述规定范围内但步态异常。

5）影响功能的指（趾）残缺、畸形、足底弓完全消失的扁平足、影响长途行走的胼胝、重度皲裂症。

6）恶性肿瘤，影响面容或功能的各部位良性肿瘤、囊肿、瘢痕、瘢痕体质。

7）脉管炎，动脉瘤，重度下肢静脉曲张、精索静脉曲张。

8）有胸、腹腔手术史（阑尾炎手术后半年以上，腹股沟疝、股疝手术后一年以上无后遗症者除外），疝，脱肛，肛瘘，陈旧性肛裂，环状痔，混合痔（直径大于0.5 cm或超过二个），经常发炎、出血的内外痔。

9）泌尿生殖系统炎症、结核、结石等疾病或损伤及其后遗症，影响功能的生殖器官畸形或发育不全，隐睾（无自觉症状的轻度非交通性精索鞘膜积液【不大于健侧睾丸】，睾丸鞘膜积液【包括睾丸在内部不大于健侧睾丸一倍】；交通性鞘膜积液，手术治愈后一年以上无复发、无后遗症；无压痛、无自觉症状的精索、副睾小结节【不超过二个，直径小于0.5cm】等三种情况除外）。

10）腋臭、头癣，泛发性体癣，疖疮，慢性湿疹，慢性寻麻疹，神经性皮炎，白癜风，银屑病，与传染性麻风病人有密切接触史（共同生活）及其他有传染性或难以治愈的皮肤病，影响面容的血管痣和色素痣。

11）淋病，梅毒，软下疳和性病淋巴肉芽肿，非淋球菌性尿道炎，尖锐湿疣，艾滋病及病毒携带者。

4.1.2.2 内科

1）器质性心脏、血管疾病。

2）慢性阻塞性肺疾病，支气管哮喘，咳嗽变异型哮喘、肺结核（孤立散在的钙化点，数量在3个以下，直径不超过0.5cm，密度高，边缘清晰，周围无浸润现象除外），结核性胸膜炎，其他呼吸系统慢性疾病。

3）胃、十二指肠、肝脏、胆囊、脾脏、胰腺疾病，细菌性痢疾，慢性肠炎，内脏下垂，

腹部包块（以下三种情况除外：①仰卧位，平静呼吸，肝上界在正常范围，右锁骨中线肋缘下肝脏不超过 1.5cm，剑突下不超过 3cm，质软，边薄，平滑，无触痛或叩击痛，无贫血，营养状况良好者；②五年前患过甲型病毒性肝炎，治愈后未再复发，无症状和体征者；③既往曾患过疟疾、血吸虫病或黑热病引起的脾脏肿大，在左肋缘下不超过 1cm，无自觉症状，无贫血，营养状况良好者）。

4）肝功能异常。

5）乙型肝炎表面抗原阳性。

6）钩虫病（伴有贫血），慢性疟疾，血吸虫病，黑热病，阿米巴痢疾，丝虫病（丝虫病治愈半年以上，疟疾、黑热病、血吸虫病、阿米巴痢疾、钩端螺旋体病治愈两年以上无后遗症，全身情况良好，能担负重体力劳动除外）。

7）有癫痫病、精神病（食物或药物中毒所引起的短时精神障碍，治愈后无后遗症除外）、梦游、晕厥史及神经症、智力低下、遗尿症（十三周岁后未发生过遗尿除外）。

8）中枢神经系统及周围神经系统疾病及其后遗症。

9）口吃。

4.1.2.3 耳、鼻、咽喉科

1）眩晕症，重度晕车、晕船、恐高。

2）耳廓畸形，外耳道闭锁，反复发炎的耳前瘘管，耳廓、外耳道湿疹，耳霉菌病。

3）鼓膜穿孔，化脓性中耳炎，乳突炎及其他难以治愈的耳病。

4）鼻畸形，慢性副鼻窦炎，重度肥厚性鼻炎、萎缩性鼻炎，鼻息肉，中鼻甲息肉样变，变应性鼻炎，鼻腔、鼻窦囊肿，鼻腔、鼻窦肿瘤，重度鼻中隔偏曲症及其他影响鼻功能的慢性鼻病（不影响副鼻窦引流的中鼻甲肥大，中鼻道有少量粘液脓性分泌物，轻度萎缩性鼻炎除外）。

5）慢性扁桃体炎，影响吞咽、发音功能难以治愈的咽、喉疾病。

4.1.2.4 眼科

1）影响眼功能的眼睑、睑缘、结膜、泪器疾病。

2）眼球突出，眼球震颤，眼肌疾病。

3）角膜、巩膜、虹膜睫状体疾病（不影响视力的角膜云翳除外），瞳孔变形、运动障碍。

4）晶状体、玻璃体、脉络膜、视神经疾病（先天性少数散在的晶状体小混浊点除外），青光眼。

4.1.2.5 口腔科

1）三度龋齿、齿缺失并列在一起的超过二个，不在一起的超过三个；颌关节疾病，重度牙周病及影响咀嚼功能的口腔疾病。

2）慢性腮腺炎，腮腺囊肿。

4.1.2.6 影响消防员正常履行其职责的其他疾病。

4.1.3 消防员体格检查方法

1）纯音听力测试按 GB/T 7583 和 GB/T 16403 规定执行，平均听阈的计算按 GBZ 49 规定执行。

2）呼吸面罩吻合试验方法另行制定。

3）其他医学检查方法按 GBZ 188 规定执行。

4.1.4　消防员体格检查结果中，如有三项以上指标处于本标准 4.1.1 款规定的临界，应从严掌握；对心、肺、肝、脾、肾等重要器官的病症，传染性疾病，慢性疾病应严格把关。

4.2　心理

4.2.1　消防员从事的职业活动具有较高危险性，体格检查结束后应进行心理测验。

4.2.2　测验方式以问卷调查为主，辅以访谈、投射测验等其他测验方式。

4.2.3　测验结论以客观和主观相结合进行判定，只有"合格"和"不合格"。

4.2.4　心理测验不合格者不应从事消防员工作。

4.3　体能

消防员的劳动强度较大，一般为重度和极重度体力劳动，对体能的要求较高，在体格检查和心理测验结束后应进行体能测试。

4.3.1　测试指标及标准

1）肺活量：不低于 4000mL。

2）台阶试验指数：不小于 75。

3）体脂百分比：11.0～13.5。

4）1min 仰卧起坐：不少于 40 次。

5）引体向上：不少于 10 次。

6）俯卧撑：不少于 36 次。

7）100m 跑：不超过 14s。

8）3000m 跑：不超过 14min。

9）握力：不低于 45kg。

10）腰背肌力：不低于 116kg。

11）闭目单脚站立：不低于 90s。

4.3.2　体能测试方法参见附录 A。

5.　职业健康监护

消防员职业健康监护主要包括职业健康检查、心理测验、体能测试和职业健康监护档案管理等内容。

5.1　职业健康检查

5.1.1　种类

职业健康检查主要包括上岗前、在岗期间、离岗时和应急健康检查四类。

5.1.1.1　上岗前职业健康检查　消防组织对拟从事消防职业活动并可能接触职业危害因素的人员应进行上岗前职业健康检查。检查时间为上岗前 30 天内。

5.1.1.2　在岗期间职业健康检查　消防组织对接触职业危害因素的消防员应进行在岗期间职业健康检查，在岗期间职业健康检查的周期为 1 年。

5.1.1.3　离岗时职业健康检查　消防组织对接触职业危害因素的消防员调离所从事的岗位前，应进行离岗时职业健康检查，确定其在停止接触职业危害因素时的健康状况。

5.1.1.4　应急健康检查　消防组织应对执行灭火战斗、抢险救援等任务后，遭受或者可能遭受急性职业危害的消防员，及时组织健康检查。

5.1.2　内容

5.1.2.1　上岗前、在岗期间、离岗时职业健康检查内容主要包括消防员个人基本信息资料、常规医学检查、特殊医学检查等。

5.1.2.2　消防员个人基本信息资料、常规医学检查内容按 GBZ 188 规定执行。

5.1.2.3　特殊医学检查：应根据消防员接触或可能接触的化学、放射性物质等情况，在上岗前、在岗期间进行医学检查；根据消防职业活动所在地疫情，选择性地进行自然疫源性疾病和地方病检查。如

1）重金属检测：上岗前应进行铅、镉、汞等重金属的基线检测；在岗期间应根据消防员接触或可能接触的重金属确定检查项目，定期进行检测。

2）电解质（Na^+、K^+、Cl^-、Ca^{2+}、HCO_3^- 或二氧化碳结合力 CO_2CP）检测。

3）外周血淋巴细胞染色体畸变率和微核率。

5.1.2.4　消防员常见急性职业危害应急健康检查内容按 GBZ 188 执行。

5.1.2.5　本标准规定的职业健康检查指标是最低要求，消防组织可以根据不同情况增加检查指标，但应有充分的理由。

5.1.3　检查机构

消防组织应委托由省级以上人民政府卫生行政部门批准的医疗卫生机构承担职业健康检查工作。

5.2　心理测验

5.2.1　消防组织应定期对消防员进行心理测验。

5.2.2　心理测验由省级消防组织设立的心理咨询服务机构组织实施。

5.2.3　心理测验方法以问卷调查为主，辅以访谈、投射测验等其他测验方式。

5.2.4　对参与处理大规模的人员伤亡事件、涉及儿童死亡的事件、涉及消防员死亡或受伤的事件以及其他影响消防员的生理和心理健康的事件后的消防员适时进行心理疏导，对已出现心理障碍的消防员及时进行诊治。

5.3　体能测试

5.3.1　体能是判定消防员作业能力的重要指标，消防组织应对在岗的消防员进行体能训练和体能测试。

5.3.2　体能训练

5.3.2.1　体能训练应从身体形态、机能、素质和专业体能等方面进行。

5.3.2.2　体能训练应合理、科学，训练方法按国家级消防组织的规定执行。

5.3.2.3　体能训练应在消防员身体条件允许的情况下进行，在训练期间，消防员应对身体状况进行自我监督，出现身体不适，应停止训练。

5.3.3　体能测试

5.3.3.1　消防员应每年进行体能测试。

5.3.3.2　体能测试分为基础体能测试和专业体能测试。

5.3.3.3　体能测试应在医护人员的监护下进行。

5.3.3.4　体能测试前应做充分的准备活动。

5.3.3.5　基础体能测试包括必测指标和选测指标。

1）必测指标：俯卧撑、仰卧起坐、引体向上、100m 跑、3000m 跑。各指标标准见表1。

2）选测指标：包括身体形态、机能、素质三类，身体形态、机能指标中至少选择一项对消防员进行测试，身体素质指标中至少选择两项对消防员进行测试。鼓励各级消防组织根据本地的实际情况选择更多的指标进行测试。各指标标准见表2。

表1　消防员基础体能测试必测指标

项目　　　标准　　　年龄	18～24	25～29	30～34	35～39	40 以上
俯卧撑/次	40	35	30	25	20
1分钟仰卧起坐/次	40	35	30	25	20
引体向上/次	10	8	7	4	3
100m 跑	14″00	14″10	15″20	16″00	16″50
3000m 跑	13′30″	14′10″	14′50″	16′00″	18′00″

100m 跑和3000m 跑两个项目在海拔3000m 地区测量时，标准降低10%，海拔高度每增加100m，标准再递减1%。例如：在海拔3200m 时，标准降低12%。在海拔4000m 以上地区考核时，标准降低50%。

专业体能测试应按国家级消防组织制定的体能组合练习有关规定执行。

5.3.3.6　体能测试方法同本标准4.3.2。

5.4　职业健康监护档案

职业健康监护档案的内容及管理参见附录B。

6．职业健康管理

6.1　管理组织及职责

6.1.1　国家、省、市等各级消防组织应设立职业健康管理机构，消防组织的最高管理者应统一负责职业健康的管理工作，并作出承诺。

表2　消防员基础体能测试选测指标

类别	项目　标准　年龄	18～24	25～29	30～34	35～39	40 以上
身体形态	BMI	18.5～23.9	18.5～23.9	18.5～24.2	18.5～25.0	18.5～26.0
	体脂百分比（%）	11.0～13.5	11.3～14.4	11.3～15.2	11.5～15.4	11.9～16.0
	腰臀比	0.74～0.80	0.75～0.83	0.75～0.88	0.76～0.90	0.77～0.91
生理机能	台阶试验指数	85	75	70	65	60
	肺活量/mL	4250	4100	4000	3800	3700
身体素质	握力/kg	50	48	45	42	38
	腰背肌力/kg	120	118	116	110	100
	纵跳/cm	50	48	46	44	40
	坐位体前屈/cm	46	44	42	40	38
	闭目单脚站立/s	90	80	60	50	40

台阶指数在海拔3000m 地区测量时，标准降低10%，海拔高度每增加100m，标准再递减1%。例如：在海拔3200m 时，标准降低12%。在海拔4000m 以上地区考核时，标准降低50%。

6.1.2　消防组织应指定下属职能部门或人员具体承担职业健康的管理工作，其主要职责包括：

1）制定和贯彻执行职业健康管理规章制度和标准化操作规程，检查和监督其实施效果，并将结果上报消防组织主管领导。

2）制定和实施促使消防组织达到本标准各项要求的职业健康年度工作计划，并且每年对消防组织达到本标准要求的程度进行检查和评估。

3）制定和贯彻执行管理计划，评估其有效性，并定期加以修订、完善。

4）制定和贯彻执行标准化的职业危害事故调查与处理程序。

5）制定和贯彻纠正及预防措施，防止消防员职业损伤事故的重复发生。

6）向消防员提供与其所承担的职责和任务相适应的职业健康教育并进行考核。

7）向消防组织主管领导提交关于职业健康的建议和意见。

8）负责与职业健康管理工作有关的通知、联络、沟通和协调事宜。

6.2　人员及职责

6.2.1　人员

消防组织的各级人员是消防员职业健康管理的具体运作者，应各司其职。

6.2.2　职责

1）最高管理者：制定职业健康管理方针。

2）管理者代表：监督职业健康管理工作的运行。

3）部门领导：制定职业健康管理的目标、指标和计划。

4）高层管理人员：确保对职业健康相关法规的遵守与执行。

5）管理人员：持续改进职业健康管理表现。

6）消防员：遵守各项职业健康管理规定。

6.3　管理计划

6.3.1　消防组织应全面评审和确定内、外部状况及自身需求，并有针对性地设立健康管理目标和指标。制定健康管理方案，主要包括制定计划、实施计划和检查、监督、评价计划三个阶段的工作过程。

6.3.2　各级消防组织的职业健康管理机构应组织各部门制定一个全面、可行的职业健康管理计划，开展职业健康促进，进行职业健康评估，并持续改进，以最大限度地保障消防员的职业健康。职业健康促进和职业健康评估内容分别参见附录 C 和附录 D。

6.3.3　职业健康管理计划应包括以下内容：

1）实现健康管理目标和指标的职责和资源。

2）实现健康管理目标和指标的措施。

3）实现健康管理目标和指标的时间进度。

4）实现健康管理目标和指标的评价。

6.4　管理资料

职业健康管理的文件及相关记录应归档保存。

7．职业健康保障

消防组织应当为消防员提供必要的职业危害防护装备和基本的医疗卫生服务。

7.1　职业危害防护装备

7.1.1　消防组织应当为消防员配备合理的、符合国家标准或行业标准的职业危害防护装备。无国家标准和行业标准的，应经过国家相关法定检验（检测）机构检验（检测）合格。

职业危害防护装备目录参见附录 E。

7.1.2　在未经现场侦检、没有个人防护的情况下，消防员不得进入灭火、救援现场。

7.1.3　侦检人员到达事故现场后应首先向知情人了解情况，或利用侦检设备进行定性、半定量、定量检测，对职业危害因素的种类进行识别。常见气体的直读式检测仪器选择和检测程序参见附录 F；如进入密闭空间作业，宜按照 GBZ/T 205 执行。

7.1.4　指挥员应根据侦检情况，及时对消防员接触职业危害因素的接触水平和危害程度进行预测，迅速将作业区域划分为危险区、安全区和警戒区，并根据岗位分工及所在区域，确定消防员的个人防护等级。

7.1.5　指挥员应根据职业危害因素的种类和性质，以及个人防护装备的性能和用途，指导消防员对个人防护装备进行选择和组合，确保身体各部位免受职业危害因素的伤害。

7.1.6　指挥员应将现场侦检贯穿于灭火救援工作的全过程，确保消防员始终得到充分的个人防护。

7.1.7　暴露于危险化学品及核泄漏事故染毒区域内的消防员、消防器材、防护装备，应进行洗消，洗消方法参见附录 G。

7.1.8　消防组织应规范职业危害防护装备的管理。

7.1.8.1　建立、健全职业危害防护装备的领用登记、清查、使用、维护、保养、报废等管理制度。

7.1.8.2　加强对消防员职业危害防护装备使用、维护、保养等技能的培训与考核，确保消防员能正确、有效地发挥职业危害防护装备的功能。

7.1.8.3　定期对职业危害防护装备进行性能测试，确保防护装备始终处于正常使用状态。

7.2　医疗卫生服务

7.2.1　服务内容

7.2.1.1　基层消防组织的卫生人员主要为本组织内的消防员提供常见病的咨询和初步治疗，对在作战、训练时发生的急性损伤进行初步处理，并为需要进行进一步诊治的消防员联系上级医疗机构。

7.2.1.2　地市级消防组织卫生所主要服务内容：

1）为本组织内的消防员提供健康咨询和诊疗。

2）为处理重特大灾害事故的消防员提供现场的应急医疗服务。

3）为需要进一步诊治的消防员联系上级医疗机构。

4）为在处理已知或未知的化学品事故中可能接触有毒物质的消防员提供应急健康检查服务。

5）对消防员的免疫接种情况进行筛查，并为需要免疫接种的消防员提供服务。

6）负责联系上级消防组织的心理咨询师或心理医师，为在消防员处理完大规模的人员伤亡事件、涉及儿童死亡的事件、涉及消防员死亡或受伤的事件以及其他影响消防员的生理和心理健康的事件后提供心理咨询服务。

7.2.2　环境及设施

7.2.2.1　基层消防组织应设有卫生室，为本组织内的消防员提供基本的医疗服务。卫生室用房面积不小于 $20m^2$，配备基本的医疗救护设备和常用药品，包括理疗仪、检查床、血压计、体温计等。在每辆消防车上应配备应急药箱，药箱内应包括夹板、剪刀、镊子、绷带、外伤喷雾剂或同类药品、止血带、止血海绵、护创胶布、胶布、棉签、烧伤膏、碘酊、防暑药品、生理盐水、眼药水、硝酸甘油、三角巾急救包等。

7.2.2.2 地市级消防组织应设有卫生所，卫生所用房面积不小于 150m²，布局合理，充分体现保护患者隐私、无障碍设计要求，并符合国家卫生学标准；配备基本的常规医疗检查、治疗设备及现场紧急救护设备，并储备一定量的药品。

7.2.3 人员

7.2.3.1 基层消防组织应配备 1 名以上的卫生人员，卫生人员需高中以上文化程度，并经过专业的医疗培训，经考核合格后方可上岗。

7.2.3.2 地市级消防组织应配备 2 名以上医师，负责该消防组织内消防员的健康和医疗服务。医师应该是取得执业医师资格的内外科或全科医师，有能力为消防员的健康提供技术和咨询服务；同时消防组织可以聘请数名合格的执业医师随时为消防员提供医疗和咨询服务。

附 录 A

（资料性附录）
体能测试方法

A.1 基础指标测试项目

A.1.1 身高

A.1.1.1 使用仪器

身高坐高计。使用前用钢尺校正测量刻度，误差不应超过±0.2%。检查身高计的立柱是否垂直，有无晃动，水平压板是否水平。

A.1.1.2 测量方法

被测者赤足，立正姿势背靠立柱站在身高计的底板上，足跟并拢，足尖分成60°。足跟、骶部以及两肩胛间部与立柱相接触，躯干自然挺直，头部正直，但不许靠立柱，两眼平视前方，保持耳眼平面。测试人员站在被测者右侧方，将水平压板轻轻沿立柱下滑，至被测者头顶点。测试人员两眼与水平压板呈水平读数。

A.1.2 体重

A.1.2.1 使用仪器

杠杆秤、弹簧秤或电子秤。使用前要用标准砝码校准，误差不应超过 0.1%。

A.1.2.2 测量方法

将体重计放在平坦的地面上。被测者只着贴身短裤（女性可加乳罩），赤足自然站在踏板中央，当体重计的指针稳定后，确认体重值。

A.1.3 安静脉搏

被测者保持安静状态数分钟，然后连续测量 3 次 10s 的脉率。若 3 次的测量结果相差不超过 1 次即为稳定脉率，否则应使被测者再休息 3～5min，然后重复测量，直至符合上述要求为止。待脉率稳定之后，再按规定测量 1min 安静脉率。测定脉率用触摸法（测量桡动脉和颈动脉）。

A.1.4 肺活量

使用肺活量计测量。被测者取立位，先做几次扩胸运动或深呼吸。然后用力深呼吸，尽量吸气后憋住，立即将肺活量计的吹嘴紧扣于嘴上，然后以中等速度吹气，直到不能再呼为止，此时测试员读出肺活量。共测 3 次，每次间隔 15～30s，取最大值（精确到十位数）。

A.1.5　室外田径场测试项目

A.1.5.1　100m 跑

被测者四人一组，运动蹲距式起跑姿势。当听到发令员起跑信号后，计时员开表计时。当被测者的胸部到达终点线垂直平面时，计时员停表，以 s 为单位记录成绩，精确至一位小数。被测者应穿着平底运动鞋，起跑后，不允许抢跑和串道。违例者重新测试。

A.1.5.2　3000m 跑

被测者按照要求分组，每组不得超过 15 人。被测者听到起跑的信号后，在 400m 标准跑道上进行 7.5 圈的全力跑。最后以 min、s 记录成绩，不计小数。

A.1.6　非田径场测试项目

A.1.6.1　纵跳

被测者手指粘些可显示指印的物质，侧向墙壁站立。此时近侧足应贴近墙根，远侧足置于离墙 20cm 的白线外缘处，身体轻贴墙壁并尽量上举近侧上臂，用中指在墙上点一指印。然后在离墙 20cm 处用力向上跳起，在最高点又用中指点一指印，测量前后两个指印间的垂直距离，即为纵跳高度，连续测试三次，记录最好成绩。跳起和落地均用双足，不得跨步、垫步，可做预摆动作。原地伸臂点指印时，臂要充分伸直，体侧要轻贴墙壁。

A.1.6.2　台阶试验

令被测者由相对安静状态开始，以 30 次/min 的节律连续登台阶，共持续 3min。若途中不能以规定的节律完成动作，应令其停止运动，并记录已完成的登台阶运动的实际时间。上下一次台阶的运动共四个动作构成：由直立姿势开始，①将一足放在台阶上面，②在台阶上成直立姿势，③一足落于地面，④还原成开始姿势。上下台阶后，必须伸直双腿，挺直躯干。定量负荷一结束，便令被测者取坐位休息，并测定运动后第二分钟前 30s 的脉率。测试脉率的方法和安静脉搏的测试方法一致。根据持续运动时间和测定的脉搏数，查询表 A.1 台阶试验指数表，得出台阶试验指数。

表 A.1　台阶试验指数表

持续时间 指数 脉搏数	运动后第二分钟前 30s 脉搏指数									
	40～44	45～49	50～54	55～59	60～64	65～69	70～74	75～79	80～84	85～89
2min30s～2min59s	70	65	60	55	50	45	40	40	35	35
3min～3min29s	85	75	70	60	55	55	50	45	40	40
3min30s～3min59s	100	85	80	70	65	60	55	55	50	45
4min～4min29s	110	100	90	80	75	70	65	60	55	50
4min30s～4min59s	125	110	100	90	85	75	70	65	60	55
5min	130	115	105	95	90	80	75	70	65	60

A.1.6.3　坐位体前屈

被测者坐在垫子上，背以及臀部紧靠在一垂直面上，两腿并拢，膝关节保持伸直状态，脚尖向上，将一个宽 50cm、高 30cm 的三面箱体架在双腿上方，双手尽量伸直，以虎口握住箱体边缘；测试时，身体尽量前倾并缓慢推动箱体。

A.1.6.4 握力

被测者手持握力计（指针向外），两臂自然下垂，以方便姿势站立，然后以最大力量紧握握力计一侧，并读数记录。左右手可交替各测试三次，取最大值记录。

A.1.6.5 腰背肌力

被测者自然站立于背力计踏板指定位置，随后将背力计握柄的高度调至恰使被测者上体前倾30°的位置，或者同膝关节齐平的位置。然后被测者双手紧握把柄，伸直双腿，用最大力量直臂上拉背力计，测试者测试三次，取最大值记录。

A.1.6.6 俯卧撑

被测者俯卧位于体操垫上，双脚脚尖撑地，双臂直撑于体操垫上，略宽于肩，髋关节挺直，听到开始的信号后，然后双臂尽量弯曲，使肘部高于背部，胸部贴近于支撑面，然后用力撑起，还原成预备姿势。测试1min的完成次数，没有达到要求的动作不计数。

A.1.6.7 仰卧起坐

被测者仰卧位于体操垫上，同时要求两肩胛必须触及体操垫，听到开始的信号后，开始起坐，同时要求两肘必须触及膝部，然后恢复到原始位置。1min结束后，记录完成次数，没有按照要求完成的动作则不计数。

A.1.6.8 引体向上

被测者位立于杠下，跳起后双手正握单杠成悬垂姿势。然后听到开始的信号后，屈臂引体至下颌超过横杠上缘，再慢慢伸直双臂，还原成悬垂姿势，即为成功一次。测试过程中，被测者不允许借助身体摆动完成动作。没有按照要求完成的不计数，记录1min内完成的次数。

A.1.6.9 闭目单脚站立

使用秒表测试。测试时，受试者自然站立，闭眼，当听到"开始"口令后，抬起任意一只脚，同时测试员开表计时。当受试者支撑脚移动或抬起脚着地时，测试员停表。测试两次，取最好成绩。记录以s为单位，保留小数点后一位，小数点后第二位按"非零进一"的原则进位，如10.11s记录为10.2s。测试时，注意安全保护。

A.2 体成分

使用八导联生物电阻抗体成分测试仪进行身体成分的测试。

体成分测试仪放在平坦的地面上。被测者只许穿短裤（女性可加乳罩），赤足自然站在测试板中央，按照测试人员的测试顺序要求进行操作。

附 录 B

（资料性附录）
职业健康监护档案内容及管理

B.1 档案内容

职业健康监护档案应包括职业健康管理档案、消防员个人职业健康档案和其他档案。

B.1.1 消防组织应建立职业健康管理档案，包括：

1）国家有关职业病防治工作的法律、法规、规范、标准清单及有关文本。

2）职业健康管理方针、计划、目标、职业健康管理制度、工作总结等。

3）职业健康专（兼）职管理组织、职能及人员分工。

4）职业健康管理方案、程序、作业指导书和其他内部文件。

5）辖区内服务对象分布图及储存和使用的化学品清单，包括种类、量、使用的部位、储存的部位、毒性资料、预防策略。

6）职业危害防护装备储存、配备、使用、维修记录等。

7）职业健康监护资料：职业健康监护委托书、职业性健康检查人员名单、职业健康检查结果与分析报告、职业禁忌证名单及调离情况。

8）职业健康培训教育计划、培训内容、授课记录及考核成绩。

9）职业病病人档案。

10）职业危害事故应急救援预案及演练有关资料。

11）各种汇总资料，包括：职业健康监护、职业病发病情况、职业病人处理及安置情况、培训情况、因病缺勤情况、职业有害因素接触情况等汇总资料。

B.1.2　消防员个人职业健康档案，主要包括：

1）消防员上岗前职业健康检查资料。

2）消防员定期职业健康检查和体能测试结果。

3）患职业病和受伤史。

4）职业病或（和）受伤的诊疗资料。

5）在消防职业活动中接触已知或未知有毒有害物质或传染病暴露史等。

B.1.3　其他档案，主要包括：

1）消防员心理测验资料。

2）职业健康评估资料。

3）有关消防员职业健康的其他资料。

B.2　档案管理

B.2.1　各级消防组织都应当建立职业健康监护档案，并指定专（兼）职人员负责。

B.2.2　职业健康监护档案要进行案卷归档工作。案卷归档前要做好以下事项：

1）简明扼要地拟写案卷标题，包括文件制发机关、内容、文种三个部分，标题要反映案卷的内容。

2）根据档案保管期限的规定，注明每一案卷的保管期限，职业健康监护档案一般为永久保存。

3）填写卷内目录、备考表及案卷皮、编号，装订成卷。

4）归档的案卷要填写移交目录。

B.2.3　档案室对移交来的职业健康监护档案，要认真进行质量检查，及时编号登记，入库保管。

B.2.4　档案工作人员对档案的收进、移出、销毁、借阅利用等情况要进行登记，责任人签字；档案工作人员调离时，必须办好交接手续。

B.2.5　档案库房要坚固、安全，做好防盗、防火、防虫、防鼠、防高温、防潮、通风等项工作，并有应急措施。职业卫生档案库要设专人管理，定期检查清点，如发现档案破损、变质时要及时修补复制。

B.2.6　对保管的职业健康监护档案要积极提供利用，消防员心理测验资料的管理应遵循心理工作保密原则，严格执行借阅制度。

B.2.7　利用职业健康监护档案的人员应当爱护档案，严禁对职业健康监护档案拆卷、涂改、污损、转借和擅自翻印。

B.2.8　职业健康检查和职业病病人档案借阅和保密还应当按病案管理的有关要求执行。

B.2.9　对职业健康监护档案的利用情况要进行登记。

附　录　C

（资料性附录）
职业健康促进内容

动员和组织消防员参与各种有计划有目的的健康促进活动，指导消防员消除心理、社会和环境中不利于健康的因素，改变不健康的生活习惯和方式，促进健康行为的形成，预防和控制职业病、职业伤害、传染病及常见病等的发生，促进消防员的职业健康，提高消防组织的整体素质和战斗力。

消防员职业健康促进包括职业病与职业伤害的预防控制、传染病的预防控制、慢性非传染病的预防控制、心理与精神疾病的预防控制及休假和疗养等。

C.1　职业病与职业伤害的预防控制

消防组织应定期对消防员职业活动中可能接触的职业危害因素及防护知识开展培训，提高消防员职业防护意识和能力。

C.2　传染病的预防控制

消防组织应建立传染病预防和控制制度，积极开展传染病的预警和监测工作，识别本组织内消防员工作和生活中可能接触的传染源，从控制传染源、切断传播途径、保护易感人群三方面做好传染病的预防控制工作。

1）消防组织应定期对消防员进行传染病预防知识培训和教育。主要包括：
　　① 个人防护装备的使用。
　　② 传染病控制安全操作程序。
　　③ 污染物和医疗废弃物的处置办法。
　　④ 清洁和去污程序。
　　⑤ 暴露管理。
　　⑥ 主要传染病防治知识。
2）消防组织应对下列物品和场所定期或不定期进行清洁、消毒。
　　① 个人防护装备。
　　② 消防装备。

③ 工作制服。

④ 作为个人防护装备使用的其他衣物。

⑤ 紧急医疗设备。

⑥ 厕所、盥洗室、卫生室、餐厅、浴室、备勤室、车库等场所。

3）应定期对消防员进行传染病筛查和免疫。

① 结核病筛检（每年一次或多次）。

② 丙型肝炎病毒筛检（基线和职业性暴露后）。

③ 乙型肝炎病毒筛检，并提供乙肝疫苗。

④ 破伤风/白喉疫苗（每10年加强一针）。

⑤ 麻疹、腮腺炎、风疹疫苗。

⑥ 甲型肝炎疫苗：疫苗应提供给高危人群。

⑦ 水痘疫苗：该疫苗应提供给所有未免疫的消防员。

⑧ 艾滋病病毒筛检：应为所有消防员提供HIV检测，但应建立在保密的基础上。

C.3 慢性非传染性疾病的预防控制

消防组织应对消防员开展健康教育，如戒烟、限酒、合理营养，促进消防员健康行为的形成，预防和控制慢性非传染病的发生。

C.4 心理与精神疾病的预防控制

省级消防组织应设立心理咨询服务机构，配备1～2名二级以上专（兼）职心理咨询师，每年对消防员进行心理测评、心理训练，并接受消防员心理咨询。对已有心理问题的消防员应进行心理疏导和诊治。基层消防组织应定期对消防员进行心理健康知识普及，并提供心理咨询和治疗服务。

C.5 休假及疗养

1）消防组织应按国家有关规定安排消防员休假，上级消防组织应监督下级消防组织严格执行休假制度。

2）对接触职业危害因素后导致身体受到严重损伤的消防员在医疗终结后，消防组织应给予20天以上的疗养。

3）消防组织应安排确诊患有心理性疾病的消防员接受治疗或疗养。

附　录　D

（资料性附录）
职业健康评估内容

职业健康评估按评估内容可分为定期评估和事故评估。

D.1 定期评估

D.1.1 消防组织应定期对职业健康管理状况进行评估，以保证有关职业健康的各项工作的质量控制在单位条件所能达到的最佳质量水平。

D.1.2 定期评估工作应委托依法取得省级以上职业卫生技术服务资质的专业机构进行。

D.1.3 消防组织每年应在最高管理者组织下，由经培训、考核合格的本组织医务人员参考定期评估的内容进行管理评估。管理评估应针对消防组织在职业健康管理方面存在的主要问题提出持续改进的建议。

D.1.4 定期评估至少应包括以下内容：

1）组织概况：名称、地点、人数、主要工作任务等。

2）总体布局调查与分析（适用于首次评估）。

3）可能接触的职业危害因素调查与分析。

4）职业危害防护装备的调查与分析。

5）建筑卫生学及辅助用室调查与分析。

6）职业健康管理情况调查与分析：组织机构及人员；职业病防治规划、实施方案及执行情况；职业健康管理制度与操作规程及执行情况；职业危害因素暴露情况；职业危害的告知情况；职业健康培训情况；职业健康监护制度；职业危害事故应急救援预案、设施及演练情况；职业健康档案管理；职业危害防治经费落实情况。

7）职业健康监护情况分析：职业健康监护管理情况；职业健康检查结果；职业禁忌证、疑似职业病和职业病病人的处置。

D.1.5 必要情况下，可根据实际需求对涉及消防员职业健康的内容进行专项评估。

D.2 事故评估

D.2.1 消防组织应对职业危害事故进行评估，以便及时有效地控制职业危害事故，减轻职业危害事故造成的损害。

D.2.2 事故评估工作应委托依法取得省级以上职业卫生技术服务资质的专业机构进行。

D.2.3 事故分类：按一次职业危害事故所造成的消防员健康损害严重程度，将职业危害事故分为一般事故（发生急性职业病 10 人以下的）、重大事故（发生急性职业病 10 人以上 50 人以下或者死亡 5 人以下的，或者发生职业性炭疽 5 人以下的）、特大事故（发生急性职业病 50 人以上或者死亡 5 人以上，或者发生职业性炭疽 5 人以上的）。

D.2.4 事故评估组成人员应当符合下列条件：

1）具有事故调查所需要的专业知识和实践经验。

2）与所发生事故没有直接利害关系。

D.2.5 事故评估至少应包括以下内容：

1）事故发生的时间、地点。

2）事故发生的经过、原因、人员伤亡情况和危害程度。

3）已采取措施和发展趋势等。

4）对遭受或者可能遭受急性职业危害的消防员的医学救治、应急健康检查和医学观察落实情况。

5）分析事故责任。

6）提出防范事故再次发生所应采取的改进措施的意见。

D.3 职业健康评估资料

职业健康评估报告及相关记录应归档保存。

附 录 E

（资料性附录）
职业病危害防护装备目录

表 E.1 职业病危害防护装备目录

类别	序号	装备名称	主要用途或技术性能
侦检装备	1	测氧仪	事故现场测定氧含量
	2	有毒气体探测器	事故现场探测有毒、有害气体及氧含量。具备自动识别、防水、防爆性能
	3	军事毒剂侦检仪*	侦检化学战剂。具备防水、感应时间短等性能
	4	可燃气体探测器	检测事故现场易燃易爆气体。可检测 10 种以上易燃易爆气体。技术性能应符合 GB 15322.3 的相关规定
	5	气体检测管装置	事故现场有毒、有害气体检测。技术性能应符合 GB 7230 的相关规定
	6	电子气象仪	检测事故现场的风向、温度、湿度、气压、风速等气象参数
	7	红外热成像仪	事故现场黑暗、浓烟环境中的搜寻。温差分辨率为 0.25℃，有效检测距离不小于 40m
	8	漏电探测仪	确定泄漏电源具体位置，具有声光报警功能
	9	核放射探测仪*	快速寻找并确定 α、β、γ 射线污染源的位置。可自动声光报警、显示所检测射线的强度
	10	电子酸碱测试仪	测量可能接触液体的 pH 值
	11	测温仪	测量事故现场温度。可预设高、低温危险报警
	12	移动式生物快速侦检仪*	快速检测、识别常见的病毒和细菌，可在 30min 内提供准确的检测结果
	13	便携式气相色谱仪*	事故现场检测有毒、有害气体
洗消装备	1	酸、碱洗消器	化学灼伤部位的清洗
	2	强酸、碱清洗剂	手部或身体小面积部位的洗消
	3	单人洗消帐篷	消防人员洗消。充气或配有电动充气泵，喷淋、照明等系统
	4	生化细菌洗消器（剂）*	对生化细菌的洗消
	5	洗消粉	按比例与水混合后，对人体、物品和场地的降毒洗消
基本个人防护装备	1	消防头盔	头部、面部及颈部的安全防护
	2	消防员灭火防护服	灭火救援作业时的身体防护
	3	消防手套	手部及腕部防护
	4	消防安全腰带	登高作业和逃生自救
	5	消防员灭火防护靴	小腿部和足部防护
	6	正压式消防空气呼吸器	缺氧或有毒现场作业时的呼吸防护
	7	佩戴式防爆照明灯	消防人员单人作业照明。技术性能应符合 GB 3836.3 的要求
	8	消防员呼救器	消防员呼救报警
	9	方位灯	消防人员在黑暗或浓烟等环境中的位置标识
	10	消防轻型安全绳	消防员的自救和逃生
	11	消防腰斧	破拆和自救

（续）

类别	序号	装备名称	主要用途或技术性能
个人特种防护装备	1	消防员隔热防护服	强热辐射场所的全身防护
	2	消防员避火防护服	进入火焰区域短时间作业时的全身防护
	3	消防阻燃毛衣	冬季或低温场所作业时的内层防护
	4	阻燃头套	可燃气体、粉尘、蒸汽等易燃易爆场所消防作业时的头颈部内层防护
	5	防高温手套	高温作业时的手部防护
	6	内置纯棉手套	可燃气体、粉尘、蒸汽等易燃易爆场所消防作业时的手部内层防护
	7	抢险救援服	抢险救援作业时的身体防护
	8	抢险救援头盔	抢险救援作业时的头部防护
	9	消防护目镜	抢险救援作业时的眼部防护
	10	抢险救援手套	抢险救援作业时的手部防护
	11	抢险救援靴	抢险救援作业时足部及踝部防护
	12	普通化学防护服	化学灾害现场作业时的躯体防护
	13	全密封化学防护服*	重度化学灾害现场全身防护
	14	防核防化服*	低剂量核辐射环境中，抵御一般性化学物质侵害的专用安全防护
	15	防化手套	化学灾害事故现场作业时的手部防护
	16	防蜂服	防蜂类等昆虫侵袭的专用防护
	17	防爆服*	爆炸场所排爆作业的专用防护
	18	电绝缘服装	高电压危险场所作业时的全身防护。服装、手套以及绝缘靴技术性能应分别符合 GB 6568.1、GB 17622 和 GB 12011 的要求
	19	防静电服	可燃气体、粉尘、蒸汽等易燃易爆场所作业时全身外层防护
	20	防静电内衣	可燃气体、粉尘、蒸汽等易燃易爆场所作业时躯体内层防护
	21	救生衣	水上救援作业时的专用防护。技术性能应符合 GB 4304 的要求
	22	消防通用安全绳	消防员救援作业
	23	消防 I 型安全吊带	消防员单人逃生自救
	24	消防 II、III 型安全吊带	消防员救援作业
	25	消防防坠落辅助部件	与安全绳和安全吊带、安全腰带配套使用的承载部件
	26	移动供气源	狭小空间和长时间作业时的呼吸保护
	27	正压式消防氧气呼吸器*	高原、地下、隧道等场所长时间作业时的呼吸保护
	28	强制送风呼吸器*	开放空间有毒环境中作业时的呼吸保护
	29	消防过滤式综合防毒面具*	开放空间有毒环境中作业时的呼吸保护。技术性能符合 GB 2890 的要求
	30	潜水装具*	水下救援作业时的专用防护
	31	手提式强光照明灯	灭火和抢险救援现场作业时的照明。技术性能应符合 GB 7000.13 的要求

注："*"表示各地区根据实际情况可选配的防护装备。

附　录　F

（资料性附录）
常见气体的直读式检测仪器和检测方法

F.1　直读式气体检测仪器的选择

消防员在消防职业活动中的环境各不相同，存在各种有害气体，不同气体可选择不同的直读式仪器进行快速检测，见表 F.1。

表 F.1 直读式气体检测仪器的选择建议表

检测对象	仪器种类	适用场所
氧气	测氧仪	任何场所
	有毒气体探测器	
可燃气体	催化燃烧式可燃气体检测仪	空间氧含量≥18%（VoL.），无催化元件中毒的场所
	可燃气体检测仪	任何场所（无检测响应的可燃气体除外）
	便携式气相色谱仪	任何场所
有毒气体	气体检测管装置	存在氨、氯气、一氧化碳、二氧化碳、二氧化硫、氮氧化物、氯化氢、甲醛、苯、甲苯、二甲苯、VOC、三氯乙烯、四氯乙烯、油雾等场所
	便携式气相色谱仪	任何场所
	有毒气体探测器	存在氨、氯气、一氧化碳、硫化氢等有毒气体场所
	军事毒剂侦检仪	存在军事毒剂的场所

注：1. 高毒可燃气体按有毒气体检测。

　　2. 特定有毒气体指有相应传感器或气体检测管的有毒气体。

　　3. 符合本规范技术要求的其他类型直读式仪器也可以用于检测。

F.2 检测程序

F.2.1 通常按测氧→测爆→测毒的顺序进行检测。

F.2.2 对于毒性较高的可燃气体，要首先测毒。

F.2.3 复合式仪器和便携式气相色谱仪可同时检测氧气、可燃气体和有毒气体。检测时，按照检测仪器的说明书进行操作。

附 录 G

（资料性附录）
危险化学品及核泄漏事故中的洗消方法

G.1 洗消原则

G.1.1 既要及时、彻底、有效，又要尽可能保护洗消对象。

G.1.2 根据污染物的理化性质、洗消对象的具体情况和洗消装备情况，选择相应的洗消剂和洗消方法。

G.1.3 洗消时，应为洗消人员配备有效的个人防护装备，并监督其正确使用。

G.2 洗消对象

在救援行动结束后，应对受污染的消防员及其佩戴的防护装备和使用的器材、仪器等进行洗消。

G.3 洗消方法

G.3.1 物理洗消法

利用通风、日晒、雨淋等自然条件使污染物自行蒸发、散失及被水解，使污染物逐渐降低毒性或被逐渐破坏而失去毒性；用水浸泡、蒸、煮沸，或直接用大量的水冲洗洗消对象；

可利用棉纱、纱布等浸以汽油、煤油、酒精等溶剂，将表面的污染物溶解、擦洗掉；对液体及固体污染源采用封闭掩埋或将污染物移走的方法，但掩埋时必须加大量的漂白粉。

G.3.2 化学洗消法

利用洗消剂与污染物发生化学反应，生成无毒或低毒的产物，但应注意避免发生次生危害事故。化学洗消法在实施中常与物理洗消法同时采用。化学洗消法主要有中和法、氧化还原法、催化剂法等。

G.3.3 中和法

中和法是利用酸碱中和反应的原理消除化学有害因素。强酸（H_2SO_4、HCl、HNO_3）大量泄漏时，可以用 5%～10%的 $NaOH$、Na_2CO_3、$Ca(OH)_2$ 等作为中和洗消剂；也可用氨水，但氨水本身具有刺激性，使用时要注意浓度的控制。反之，若是大量碱性物质泄漏（如氨的泄漏），用酸性物质进行中和，但同样必须控制洗消剂溶液的浓度，避免发生次生危害事故。中和洗消完成后，对残留物仍然需要用大量水冲洗。

常见毒物和中和剂见表 G.1。

表 G.1 常见毒物和中和剂

毒物名称	中和剂
氨气	水、弱酸性溶液
氯气	消石灰及其水溶液，苏打等碱性溶液或氨水（10%）
氯化氢	水、苏打等碱性溶液
光气	苏打、氨水、氢氧化钙等碱性溶液
氯甲烷	氨水
氰化氢	苏打等碱性溶液
硫化氢	苏打等碱性溶液
氟	水

G.3.4 氧化还原法

利用洗消剂与毒物发生氧化还原反应，可对毒性大且持久的油状液体毒物等进行洗消。常用洗消剂有漂白粉（有效成分是次氯酸钙）、三合二（其性质与漂白粉相似）等。也可利用燃烧来破坏毒物的毒性。

G.3.5 催化法

利用催化剂把毒物加速转化成无毒或低毒物质。一些有毒的农药（包括毒性较大的含磷农药），其水解产物是无毒的，但反应速度很慢，加入某些催化剂可促其水解。利用农药加碱性物质可催化水解的原理，常用碱水或碱溶液对被农药、战剂等污染的对象进行洗消。

G.4 化学战剂（毒剂）洗消

目前，有 3 种化学机制被用于毒剂洗消：水或肥皂水冲洗、氧化作用和酸碱水解。芥子气（HD）和持久性神经毒剂 VX 都含有硫原子，容易被氧化。VX 和其他神经性毒剂（GB、GD 和 GF）都含有磷基能被水解。因此，HD 和 VX 的消毒一般采用氧化，VX 和 G 类毒剂一般采用水解。

参 考 文 献

[1] 侯世科, 樊毫军. 灾害医学: 技术篇[M]. 北京, 人民卫生出版社, 2017.

[2] 中国红十字会总会. 灾害救援预防手册[M]. 北京: 社会科学文献出版社, 2010.

[3] 麻晓林. 灾害医学[M]. 北京: 人民卫生出版社, 2016.

[4] 李宗浩, 紧急医学救援[M]. 北京: 人民卫生出版社, 2013.

[5] 岳茂兴. 灾害事故伤情评估及救护[M]. 北京: 化学工业出版社, 2009.

[6] 高野, 张淑华, 闫立强. 新编现场急救教程[M]. 北京: 中国人民公安大学出版社, 2011.

[7] 徐如祥. 现代交通事故伤救治[M]. 北京: 人民卫生出版社, 2013.

[8] 李红玉, 刘玉锦. 灾害救援与护理[M]. 北京: 人民卫生出版社, 2014.

[9] 侯世科, 韩慧娟. 灾害医学: 护理篇[M]. 北京: 人民卫生出版社, 2017.

[10] 贺可臣. 对灭火及抢险救援现场提升消防员自我保护能力的思考[J]. 科技视界, 2013 (19): 193.

[11] 刘久成. 对灾害医学概念、任务及知识体系的探讨[J]. 灾害医学与救援 (电子版), 2015, 4 (03): 170-172.

[12] 韩宾. 浅谈灭火救援中消防员自我防护能力的提高对策[J]. 科技与创新, 2016 (07): 58.

[13] 王志永, 原方. 灾害事故管理国内外理论现状之研究[J]. 企业技术开发, 2014, 33 (17): 57-58.